张银合博士医考红宝书系列丛书

张博士医考红宝书
护士执业掌中宝
（上卷）

主 编　张银合 博士

编 委　北京张博士医考巡讲团

特邀学术顾问

赵凤瑞　中国医学科学院博士导师
万　峰　北京大学医学部博士导师
冷希盛　北京大学医学部博士导师
朱晓东　中国医学科学院博士导师 院士
于春江　首都医科大学博士导师

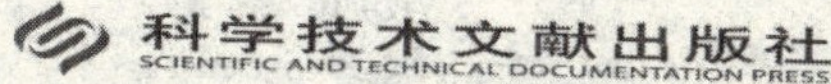

图书在版编目（CIP）数据

张博士医考红宝书护士执业掌中宝 / 张银合编. 一

北京 ：科学技术文献出版社，2012. 10

ISBN 978-7-5023-7599-7

Ⅰ. ①张… Ⅱ. ①张… Ⅲ. ①护士－资格考试－自学

参考资料 Ⅳ. ①R192. 6

中国版本图书馆 CIP 数据核字(2012)第 235893 号

张博士医考红宝书护士执业掌中宝

策划编辑：孔荣华　责任编辑：孔荣华　责任校对：张吲哚　责任出版：张志平

出 版 者　科学技术文献出版社

地　　址　北京市复兴路 15 号 邮编 100038

编 务 部　（010）58882938，58882087（传真）

发 行 部　（010）58882868，58882866（传真）

邮 购 部　（010）58882873

官方网址　http://www. stdp. com. cn

淘宝旗舰店　http://stbook. taobao. com

发 行 者　科学技术文献出版社发行全国各地新华书店经销

印 刷 者　北京今朝印刷有限公司

版　　次　2012 年 10 月第 1 版　2012 年 10 月第 1 次印刷

开　　本　787×1092　1/32 开

字　　数　270　千字

印　　张　18.5　印张

书　　号　ISBN 978-7-5023-7599-7

定　　价　100.00 元

前　言

《张博士医考红宝书护士执业掌中宝》(简称“掌中宝”)是《张博士医考红宝书护士执业》(简称“大红宝”)的精华本，“大红宝”自2010年问世以来，一直被广大考生奉为“医考圣典”。连续3年的考试题目答案都是“大红宝”的划线部分。每年考后，考题又变成粉色纸条贴在了划线部分的上下。我在全国讲课时，曾经有人愿意以2000元购买贴纸条的“大红宝”。更有很多学员为了学习方便，自做笔记摘抄划线部分。

应广大考生的强烈要求，特将“大红宝”的全部划线部分整理出来，编写成《张博士医考红宝书护士执业掌中宝》(简称“掌中宝”)。让学员可以利用值班、乘车、用餐等时间，发扬张博士精神，抓紧一切可利用的时间复习，是“大红宝”学员的背诵用书。

在家“大红宝”，出门“掌中宝”，考护考真好

护士执业“掌中宝”是张银合博士主编的《护士执业资格考试历年真题解析》的配套用书，也适用于临近考试无时间看“大红宝”或“指导”的考生。

我们在编写这套书的时候，完全是站在学员的角度考虑的，如何让学员携带方便，如何让学员最快速掌握知识点都已经体现在书里。希望学员好好利用，顺利通过考试。

书中有一些内容后面附有数目不同的“★”，表示这一部分很重要，必须记牢，灵活运用，星号越多代表该部分越重要。

由于时间有限，书中难免会有不足。如有建议，请发至作者邮箱 zhangyinhe@yahoo.cn，以便我们不断努力，更好地为学员服务。我们的联系方式如下：

官方网站：（www.guojiayikao.com）

客服热线：400-650-1111

呱呱答疑房间号：391763

最后，祝所有学员顺利通过护士执业资格考试，成为合格的护士。

张银合 博士

2012 年 10 月

于北京张博士医考中心

目 录

第一章 基础护理知识和技能

第一节 护理程序

一、护理程序的概念★★

护理程序是以促进和恢复病人的健康为目标所进行的一系列有目的、有计划的护理活动，是一个综合的、动态的、具有决策和反馈功能的过程，对护理对象进行主动、全面的整体护理，使其达到最佳健康状态。护理程序是一种科学的确认问题、解决问题的工作方法和思想方法。

护理程序的理论基础来源于与护理有关的各学科理论，如系统论、层次需要论、信息论和解决问题论等。系统论组成了护理程序的框架。

二、护理程序的步骤★★★★★

护理程序分为五个步骤，即护理评估、护理诊断、护理计划、实施、评价。

（一）护理评估

评估贯穿于整个护理过程之中。

1. 资料的类型

（1） 主观资料：即病人的主诉，包括病人所感觉的、所经历的以及看到的、听到的、想到的内容的描述，是通过与病人及有关人员交谈获得的资料，也包括亲属的代诉，如头晕、麻木、乏力、瘙痒、恶心、疼痛等。

（2） 客观资料：是护士经观察、体检、借助其他仪器检查或实验室检查等所获得的病人的健康资料，如黄疸、发绀、呼吸困难、颈项强直、心脏杂音、体温 39.0℃等。

2. 资料的来源

（1） 直接来源：健康资料的直接来源是病人本人。

（2） 间接来源

1）病人的家属及其他与之关系密切者。

2）其他卫生保健人员。

3）目前或既往的健康记录或病历。

4）医疗、护理的有关文献记录。

（二）护理诊断★★★★★

1. 护理诊断的概念 护理诊断是关于个人、家庭或社区对现存的或潜在的健康问题或生命过程反应的一种临床判断，是护士为达到预期目标（预期结果）选择护理措施的基础，而预期目标（预期结果）是由护士负责制订的。

2. 护理诊断的组成 护理诊断由名称、定义、诊断依据以及相关因素四部分组成。

3. 护理诊断的陈述方式 护理诊断的陈述包括三个要素：问题（P），即护理诊断的名称；相关因素（E），多用“与……有关”来陈述；症状和体征（S）。又称为 PES 公式。

（三）护理计划★★★★★

1. 设定优先次序 按轻、重、缓、急设定先后次序，使护理工作能够高效、有序地进行。

（1）排序原则

1）优先解决直接危及生命，需立即解决的问题。

2）按马斯洛层次需要论，优先解决低层次需要，再解决高层次需要。

3）在不违反治疗、护理原则的基础上，可优先解决病人主观上认为重要的问题。

4)优先解决现存的问题,但不要忽视潜在的问题。

（2）排列顺序

1）首优问题：直接威胁护理对象的生命，需要立即采取行动的问题。

2）中优问题：不直接威胁护理对象的生命，但能造成躯体或精神上的损害的问题。

3）次优问题：人们在应对发展和生活中的变化所产生的问题，在护理过程中，可稍后解决。

2. 设定预期目标（预期结果）

预期目标的陈述由四个部分组成：主语、谓语、行为标准、条件状语。其中主语指护理对象；谓语指护理对象能够完成的行为，此行为必须是能够观察、可测量的；行为标准指护理对象完成此行为的程度，包括时间、距离、速度、次数等；条件状语指护理对象完成此行为必须具备的条件，如在护士的指导下、借助支撑物等。

第二节　医院和住院环境

（一）门诊的护理工作★★

1. 预检分诊 先预检分诊，再指导病人挂号就诊。

2. 安排候诊和就诊

随时观察候诊病人的病情，如遇高热、剧痛、呼吸困难、出血、休克等病人，应立即采取措施，安排提前就诊或送急诊室处理；对病情较严重者、年老体弱者，可适当调整就诊顺序。

3. 开展健康教育

4. 实施治疗

5. 严格消毒隔离

认真做好空气、地面、墙壁、各种用品的清洁、消毒，对传染病或疑似传染病病人，应分诊到隔离门诊并做好疫情报告。

6. 做好保健门诊的护理工作

（二）急诊的护理工作★★★★★

1. 预检分诊 预检护士要掌握急诊就诊标准，通过一问、二看、三检查、四分诊的顺序，初步判断疾病的轻重缓急，及时分诊到各专科诊室。遇有危重病人应立即通知值班医生和抢救室护士；遇有法律纠纷、交通事故、刑事案件等应立即通知医院的保卫部门或公安部门，并请家属或陪送者留下；遇有灾害性事件应立即通知护士长和有关科室。

2. 抢救工作

（1）急救物品准备：急救物品应做到“五定”，

即定数量品种、定点安置、定人保管、定期消毒灭菌及定期检查维修，使急救物品完好率达到100%。

（2）配合抢救

1）实施抢救措施：医生到达前，护士应根据病情快速作出分析、判断，进行紧急处理，如测血压、止血、给氧、吸痰、建立静脉通道、进行胸外心脏按压和人工呼吸等。医生到达后，立即汇报抢救情况，积极配合抢救，正确执行医嘱。

2）作好抢救记录：记录内容包括时间（病人和医生到达的时间，抢救措施落实的时间）、执行医嘱的内容和病情的动态变化。记录要及时、准确、字迹清晰。

3）严格执行查对制度：在抢救过程中，如为口头医嘱，护士必须向医生复述一遍，当双方确认无误后方可执行；抢救完毕，请医生及时补写医嘱与处方。各种急救药品的空安瓿要经两人查对，记录后再弃去。

3. 留观室

留观室的护理工作：

（1）进行入室登记，建立病历，书写病情报告。

（2）要主动巡视病人，密切观察，正确执行医嘱，认真完成各项护理工作，关注病人心理反应，作好心理护理。

（3）作好病人及其家属的管理。

（三）病　区

病区的环境管理★★★★★

为病人提供一个安全、舒适、整洁、安静的物理环境和良好的社会环境是护士的重要职责之一。

1. 物理环境

（1）安静：根据世界卫生组织的规定，白天病区较理想的声音强度应维持在35～40dB。为了更好地控制噪声，护理人员在工作中应做到：① 四轻：说话轻、走路轻、操作轻、开关门轻；② 病室的门、窗、桌、椅脚应钉上橡皮垫；③ 推车的轮轴应注润滑油并定期检查；④ 向病人及家属宣传保持病室安静的重要性，共同创造良好的休养环境。

（2）整洁：保持护理单元的整洁，如有污染及时更换，并及时清除排泄物、污染敷料等。

（3）温度和湿度：适宜的温度、湿度，可使病人感到舒适，利于病人的休息、治疗及护理工作的进行。病室应常备温度计、湿度计，以便随时评估并调节室内温、湿度。一般病室适宜的温度为18～22℃；婴儿室、手术室、产房等，室温调高至22～24℃为宜。

病室相对湿度以50%～60%为宜。湿度过低时，空气干燥，水分大量蒸发，可致口干舌燥、咽痛、烦渴等，对气管切开、呼吸道感染、急性喉炎的病人尤为不利。

（4）通风：病室应定时开窗通风，每次30min左右。冬季通风时要注意保暖，避免对流风。

（5）光线：室内的光线可影响病人的舒适度。光线充足可使病人感到舒适、愉快，并利于病情的观察和诊疗、护理工作的进行。光线不足可出现眼睛疲劳、头痛、视力受损，影响病人的活动，甚至发生意外。

（6）安全：采取有效措施，预防和消除一切不安全的因素。

1）避免各种原因所致躯体损伤：① 避免机械性损伤：走廊、浴室、厕所应设置栏杆；病室、浴室、厕所地面应防滑，减少障碍物，并设呼叫系统；对意识不清、烦躁不安、婴幼病儿、偏瘫等病人，应使用床档、约束带等进行保护，以防坠床；对长期卧床初次下床及活动不便的病人应注意搀扶，以防跌倒。②避免温度性损伤：应用冷、热疗时，应按操作要求进行，必要时需守护；注意易燃、易爆物品的安全使用和保管，有防火设施及紧急疏散措施。③ 避免生物性损伤：有灭蚊、蝇、蟑螂等措施。

2）预防医院内感染：严格执行医院预防、控制感染的各种制度，如病人入院卫生处置制度，消毒隔离制度，无菌技术操作原则，消毒灭菌效果监测制度等。

3）避免医源性损伤：由于医务人员言语及行为不慎，对病人造成心理、生理上的损伤，称为医源性损伤。如对病人不尊重，交谈时用词不当，护理时动作粗暴，不按操作规程进行操作，责任心不强等，均可造成病人心理及生理上的损伤。

（四）铺床法★★★★★

1．备用床 注意事项：① 病室内如有病人进行治疗、护理或进餐应暂停铺床。② 操作中，动作要轻、稳，以免尘土飞扬。③ 遵循节力原则：a．操作前，要备齐物品，按顺序放置，计划周到，以减少无效动作，避免多次走动；b．铺床前，能升降的床应将床升至便于铺床的高度，以防腰部过度弯曲；c．铺床时，身体尽量靠近床边，上身保持直立，两膝稍弯曲以降低重心，两脚根据活动情况左右或前后分开，以扩大支撑面，有利于操作及维持身体的稳定性；d．操作中，使用肘部力量，动作要平稳连续。

2．暂空床 目的：保持病室整洁；迎接新病人；供暂时离床的病人使用。

3．麻醉床

1）目的：便于接受、护理麻醉手术后病人；保护床上用物不被血渍或呕吐物等污染；保证病人安全、舒适，预防并发症。

2）操作步骤

① 撤除原有枕套、被套、大单。

② 同备用床铺好一侧大单。

③ 根据病情铺同侧橡胶单、中单，先铺床中部；如需铺在床头，应对齐床中线，上端与床头平齐，下端压在中部橡胶单和中单上，下垂部分平整地塞入床垫下。如铺在床尾，下端与床尾平齐。

④ 转至对侧，同法铺好大单、橡胶单、中单，逐层拉紧平塞于床垫下。

⑤ 同备用床法套好被套，系好带；盖被两侧边缘向内反折与床沿平齐，上端与床头平齐，尾端向内折与床尾平齐；将盖被纵向呈扇形三折于床的一侧，开口向门。

⑥ 同备用床法套好枕套，将枕头横立于床头，开口背门。

⑦ 移回床旁桌，床旁椅放在盖被折叠的对侧。

⑧ 将全身麻醉护理盘放置于床旁桌上。

⑨ 输液架置于床尾，其他用物按需放置。

⑩ 整理用物，洗手。

4）注意事项

① 铺麻醉床时，应全部换为清洁被单。

② 全身麻醉护理盘及其他用物应根据评估结果，按需准备。

③ 中单要全部遮住橡胶单，防止橡胶单与病人皮

肤直接接触，以保证病人舒适。

第三节　入院和出院病人的护理

一、入院病人的护理

（一）住院处的护理★★

1. 办理入院手续　病人或家属持门诊或急诊医生签发的住院证到住院处办理入院手续。

2. 进行卫生处置　对危、急、重症病人及即将分娩者可酌情免浴。对有虱、虮者，先行灭虱处理，再进行卫生处置。对传染病或疑似传染病病人，应送隔离室处置。

3. 护送病人入病区　住院处的护理人员携门诊病历护送病人入病区。根据病人病情可步行，也可选用轮椅、平车或担架护送。护送过程中要注意安全和保暖，必要的治疗（如输液、吸氧等）不能中断；对外伤病人要注意卧位。

（二）病人入病区后的初步护理★★★★★

1. 一般病人的护理

（1）准备床单位：病区护士接到住院处通知后，应立即根据病情准备床单位。备齐所需用物，将备用床改为暂空床，酌情加铺橡胶单和中单。对传染病病人应安置到隔离病室。

（2）迎接新病人：护士要热情、主动地迎接新病人，并作自我介绍，将病人安置到指定的床位，为病人介绍同室病友。

（3）通知医生诊察病人，必要时协助诊察。

（4）测量体温、脉搏、呼吸、血压及体重并记录。

（5）介绍与指导：向病人及家属介绍病区环境、作息时间及有关规章制度、床单位及设备的使用方法等。指导常规标本留取的方法、时间、注意事项。

（6）填写有关表格

1)用蓝黑墨水或碳素墨水笔逐页填写住院病历眉栏及各种表格。

2）用红色水笔在体温单 40～42℃横线之间相应入院时间栏内，纵行填写入院时间。

3）按顺序排列住院病历：体温单、医嘱单、入院记录、病史和体格检查单、病程记录、各种检验检查报告单、护理记录单、住院病历首页、门诊或急诊病历。

2．急诊病人的护理

（1）准备床单位：病区护士接到通知后，如为急危重病人，应立即在危重病室或抢救室准备好床单位，按需加铺橡胶单、中单，如为急诊手术病人应备好麻醉床。

（2）作好抢救准备：准备好急救器材和药品，通知医生作好抢救准备。

（三）分级护理★

临床上一般将护理级别分为四级，即特别护理、一级护理、二级护理、三级护理，见表 1-1。

表 1-1　分级护理

理级别	适用对象	护理内容

续表

特别护理	病情危重，需随时观察，以便进行抢救的病人。如严重创伤、复杂疑难的大手术后、器官移植、大面积烧伤，以及某些严重的内科疾患	① 安排专人24h护理，严密观察病情及生命体征；② 制订护理计划，严格执行各项诊疗及护理措施，及时、准确、逐项填写特别护理记录单；③ 备齐急救药品及用物，以便随时急用；④ 认真细致地做好基础护理，严防并发症，确保病人安全
一级护理	病情危重，需绝对卧床休息的病人，如各种大手术后、休克、昏迷、瘫痪、高热、大出血、肝衰竭、肾衰竭、早产儿等	① 每15～30min巡视病人1次，观察病情及生命体征；② 制订护理计划，严格执行各项诊疗及护理措施，及时、准确、逐项填写特别护理记录单；③ 按需准备急救药品及用物；④ 认真细致地做好基础护理，严防并发症，满足病人身心两方面的需要
二级护理	病情较重，生活不能自理的病人，如大手术后病情稳定者以及年老体弱、慢性病不宜多活动者等	① 每1～2h巡视病人1次，观察病情；② 按护理常规进行护理；③ 给予必要的生活及心理支持，了解病情动态，满足病人身心两方面的需要
三级护理	病情较轻，生活基本能自理的病人，如一般慢性病、疾病恢复期、手术前准备阶段等	① 每日巡视病人2次，观察病情；② 按护理常规进行护理；③ 给予卫生保健指导，督促病人遵守院规，满足病人身心两方面的需要

二、出院病人的护理

（一）出院前的护理★★★

1．通知病人及家属

2．办理出院手续

（1）护士填写出院通知单，整理病历。

（2）指导病人或家属到出院处办理出院手续。

（3）病人出院后如需继续服药，护士凭处方领取药物，交给病人并指导正确用药

3．出院指导 针对病人情况作好出院指导，如饮食、休息、用药、功能锻炼、定期复查及心理调节等方面的注意事项。

4．征求意见

5．护送病人出院

（二）有关文件的处理★★

1．填写出院时间

2．注销卡片

3．整理出院病历 出院病历的排列顺序：住院病历首页、出院（或死亡）记录、入院记录、病史和体格检查单、病程记录、各种检查检验报告单、护理记录单、医嘱单、体温单。

4．填写病人出院登记本

（三）床单位的处理★★★

（1）撤下病床上污被服，放入污衣袋，送洗衣房处理。

（2）床垫、床褥、棉胎、枕芯用紫外线灯照射消毒或在日光下暴晒6h。

（3）病床及床旁桌椅用消毒溶液擦拭；非一次性脸盆、痰杯用消毒溶液浸泡。

（4）病室开窗通风。

（5）铺备用床，准备迎接新病人。

（6）传染病病人的病室及床单位，需按传染病终末消毒法处理。

三、运送病人法

（一）轮椅运送法★★★★

1. 目的　护送能坐起但不能行走的病人；协助病人活动，以促进血液循环及体力恢复。

2. 操作方法

（1）协助病人坐轮椅：推轮椅及用物至床旁；轮椅后背与床尾平齐，翻起脚踏板，面[illegible]床头，固定车闸，如无车闸，护士可站在轮椅后固定轮椅；协助病人坐于轮椅上；病人坐稳后，翻下脚踏板，嘱病人双脚置于踏板上。

（2）推轮椅：松开车闸，推轮椅送病人至目的地。

（3）协助病人下轮椅：将轮椅推至床尾，椅背与床尾平齐，固定车闸，翻起脚踏板，协助病人下轮椅。

3. 注意事项

（1）使用前检查轮椅性能，以确保正常使用。

（2）推轮椅时，嘱病人手扶轮椅扶手，身体尽量向后靠，勿向前倾或自行下轮椅；随时观察病人病情。下坡时要减慢速度，以免病人感觉不适或发生意外。

（3）寒冷季节注意保暖。

（二）平车运送法★★★★

（1）挪动法：适用于病情允许，并能在床上配合的病人。

移动顺序：按上半身、臀部、下肢的顺序向平车移动，头部卧于大轮端；自平车移回床时，顺序相反，先移动下肢，再移上半身。

（2）单人搬运法：适用于体重较轻或儿科病人，且病情允许的病人。

（3）两人或三人搬运法：适用于病情较轻，但自己不能活动且体重又较重的病人。

1)护士站在病床边，将病人两手交叉置于胸腹部。

2）两人搬运时：甲一手臂托住病人头、颈、肩部，另一手臂托住腰部；乙一手臂托住臀部，另一手臂托住腘窝处。两人同时托起病人，并使其身体向护士倾斜，同时移步向平车，将病人轻放于平车中央。盖好盖被。

3）三人搬运时：甲托住病人头、颈、肩和背部，乙托住病人腰和臀部，丙托住病人腘窝和小腿部。三人同时托起病人，并使其身体向护士倾斜，同时移步向平车，将病人轻放于平车中央。盖好盖被。

（4）四人搬运法：适用于颈、腰椎骨折，或病情较重的病人。

甲站在床头，托住病人头、颈、肩部；乙站在床尾，托住病人双腿；丙和丁分别站在病床和平车两侧，紧紧抓住帆布兜或中单四角。四人同时将病人抬起，轻稳放置于平车中央。盖好盖被。

注意事项

（1）搬运前要仔细检查平车，以确保病人安全。

（2）搬运时要注意节力，身体尽量靠近病人，同时两腿分开，以扩大支撑面。搬运动作要轻、稳，多人搬运时应协调一致，以保证病人的安全、舒适。

（3）运送过程中，注意：① 病人头部应卧于大轮端，以减轻由于转动过多或颠簸所引起的不适；②

护士站在病人头侧，以利于观察病情；③ 平车上、下坡时，病人的头部应在高处，以防引起病人不适；④ 有引流管及输液管时，要固定妥当并保持通畅；⑤ 运送骨折病人，平车上要垫木板，并将骨折部位固定好；⑥ 运送过程中要保持车速平稳；⑦ 进出门时，应先将门打开，不可用车撞门，以免震动病人、损坏建筑物；⑧ 冬季要注意保暖，以免受凉。

第四节　卧位和安全的护理

学员答疑邮箱：zhiyeyishi@yahoo.cn

一、卧　位

（一）卧位的性质

1．主动卧位　病人自主采取的卧位。

2．被动卧位　病人自身无改变卧位的能力，躺在被安置的卧位，如昏迷、极度衰弱、瘫痪等病人。

3．被迫卧位　病人意识清晰，有改变卧位的能力，由于疾病、治疗的原因，被迫采取的卧位，如支气管哮喘病人发作时，因呼吸困难而采取端坐卧位。

（二）常用的卧位★★★★★

1．仰卧位

（1）去枕仰卧位

1）要求：病人去枕仰卧，枕头横立于床头，头偏向一侧，两臂放于身体两侧，两腿自然放平。

2）适用范围：① 昏迷或全身麻醉未清醒的病人，用于防止呕吐物流入气管所引起的窒息或肺部并发症；② 椎管麻醉或腰椎穿刺术后6～8h的病人，用于防止颅内压降低所引起的头痛。因为穿刺后，脑脊液可自穿刺点漏出至脊膜腔外，造成颅内压降低，牵张颅内静脉窦和脑膜等组织，引起头痛。

（2）中凹卧位

1）要求：病人头胸抬高10°～20°，下肢抬高20°～30°。

2）适用范围：休克病人。头胸部抬高，利于保持呼吸道通畅，改善缺氧；下肢抬高，利于静脉回流，增加心排血量，缓解休克症状。

（3）屈膝仰卧位

适用范围：① 腹部检查的病人，腹肌放松，利于检查；② 导尿的病人，利于暴露操作部位。

2．侧卧位

适用范围

1） 灌肠、肛门检查，配合胃镜、肠镜检查。

2） 臀部肌内注射（下腿弯曲，上腿伸直）。

3） 预防压疮：与仰卧位交替以减少局部受压时间。

3．半坐卧位

适用范围

1）心肺疾患引起呼吸困难的病人。

2）胸、腹、盆腔手术后或有炎症的病人。原因：① 腹腔渗出液可流入盆腔，使感染局限化；② 防止感染向上蔓延引起膈下脓肿。

3）腹部手术后病人。原因：减轻腹部切口缝合处的张力，缓解疼痛，利于伤口愈合。

4）某些面部及颈部手术后病人。原因：减少局部出血。

5）疾病恢复期体质虚弱的病人。原因：使病人逐渐适应体位变化，利于向站立过渡。

4．端坐卧位

适用范围：急性肺水肿、心包积液、支气管哮喘急性发作时的病人，因极度呼吸困难而被迫端坐。

5．俯卧位

适用范围

1）腰、背部检查，配合胰、胆管造影等。

2）腰、背、臀部有伤口或脊椎手术后，病人不能平卧或侧卧。

3）胃肠胀气所致腹痛。原因：可使腹腔容积增大，以缓解胃肠胀气。

6．头低足高位

适用范围

1）肺部分泌物引流，使痰液易于咳出。

2）十二指肠引流，以利于胆汁引流。

3）妊娠时胎膜早破，以防止脐带脱垂。

4）跟骨及胫骨结节牵引时，以利用人体重力作为反牵引力。

7．头高足低位

适用范围

1）颈椎骨折病人进行颅骨牵引时，以利用人体重力作为反牵引力。

2）减轻颅内压，以预防脑水肿。

3）开颅手术后病人。

8．膝胸位

适用范围

1）肛门、直肠、乙状结肠的检查、治疗。

2）矫正子宫后倾和胎位不正。

3）产后促进子宫复原。

9. 截石位

适用范围

1）会阴、肛门部位的检查、治疗、手术。

2）产妇分娩时。

（三）更换卧位的方法★★★★★

1. 帮助病人翻身侧卧法

方法一：一人协助病人翻身侧卧法。适用于体重较轻的病人。

病人仰卧，两手放于腹部，两腿屈曲；各种导管安置妥当。先将病人肩、臀部移向护士侧，再移双下肢，护士一手扶肩一手扶膝部，轻推病人转向护士对侧。按卧位要求，分别在背部、胸部、两膝间放置软枕，使其舒适。

方法二：两人协助病人翻身侧卧法。适用于体重较重或病情较重的病人。

两位护士站在床的同侧，一人托住病人的颈肩部及腰部，另一人托住臀部及腘窝，两人同时抬起病人移向近侧；两护士分别扶住病人肩、腰、臀及膝部，同时轻轻将病人翻转向对侧。按卧位要求，分别在背部、胸部、两膝间放置软枕，使其舒适。记录翻身时间及皮肤情况。

2. 帮助病人移向床头

方法一：一人协助病人移向床头法。适用于体重较轻的病人。

1）核对病人，向病人解释操作目的、方法及注意事项，以取得病人的合作。

2）放平床头支架，枕头横立于床头，以避免撞伤病人；各种导管安置妥当。

3）病人仰卧屈膝，双手握住床头栏杆。

4）护士一手托住病人肩部，一手托住病人臀部，同时嘱病人两脚蹬床面，挺身上移至床头。

5）将枕头移回，安置舒适卧位。

方法二：两人协助病人移向床头法。适用于体重较重或病情较重的病人。

1）同方法一1）、2）。

2）病人仰卧屈膝，两位护士分别站在床的两侧，交叉托住病人的颈肩部及臀部，同时抬起病人移向床头。也可两位护士站在床的同侧，一人托住颈肩、腰部，另一人托住臀部、腘窝部，同法移向床头。

3）移回枕头，安置舒适卧位。

（3）注意事项

特殊病人：① 协助手术后病人翻身前，应检查伤口敷料，先换药再翻身；② 颅脑手术后病人，头部转动过剧可引起脑疝，导致突然死亡，因此一般只卧于健侧或平卧；③ 进行骨牵引的病人，翻身时不可放松牵引；④ 石膏固定、伤口较大的病人，翻身后应注意将患处置于合适位置，以防受压。

注意节力原则：翻身时护士应让病人尽量靠近自己，使重力线通过支撑面以保持平衡，缩短重力臂，以达到节力、安全的目的。

二、保护具的应用

（一）方法★★

1．床档　主要用于保护病人，预防坠床。

2．约束带　主要用于躁动或精神科病人，以限制身体或肢体活动。

3．支被架　主要用于肢体瘫痪、极度虚弱的病人，可避免盖被压迫肢体所致的不舒适或其他并发症；也可用于烧伤病人暴露疗法时保暖。使用时先将支被架罩于所需部位，再盖好盖被。

（二）注意事项

(1) 制动性保护具只能短期使用，须定时松解约束带（一般每 2h 松解一次）；同时注意病人肢体应处于功能位。

(2) 使用约束带时，局部必须垫衬垫，松紧适宜，并经常观察局部皮肤颜色（一般每 15～30min 观察一次），必要时按摩局部，以促进血液循环。

第五节　医院内感染的预防和控制

一、医院内感染

（一）概念★

医院内感染多使用狭义的概念，即住院病人在入院时不存在、也不处于潜伏期，是在住院期间遭受病原体侵袭而引起的任何诊断明确的感染或疾病，包括在住院期间的感染和在医院内获得而在院外发生的感染。

（二）分类

1．外源性感染（又称交叉感染）　指病原体来自于病人体外，通过直接或间接的途径，传播给病人所引起的感染。

2. 内源性感染（又称自身感染） 指病原体来自于病人自身所引起的感染。在病人体内或体表定植、寄生的正常菌群，正常情况下对人体无感染力而不致病；当人体的健康状况不佳、免疫功能受损、正常菌群移位以及抗生素的不合理应用时，引起的机体感染。

二、清洁、消毒和灭菌

消毒、灭菌的方法★★★★★

1. 物理消毒灭菌法

（1）热力消毒灭菌法：利用热力作用破坏微生物的蛋白质、核酸、细胞壁、细胞膜，导致其死亡，可分为干热法和湿热法。

1）燃烧法：属于干热法。

用途：① 无保留价值的污染物品，如污染的纸张，破伤风、气性坏疽等感染的敷料等；② 金属器械及搪瓷类物品急用且无条件用其他方法消毒时，锐利刀剪除外，以免锋刃变钝。

2）干烤法：利用特制的烤箱，热力通过空气对流和介质传导进行灭菌，效果可靠。

用途：用于油剂、粉剂、玻璃器皿、金属制品、陶瓷制品等在高温下不变质、不损坏、不蒸发的物品。

3）煮沸消毒法：属于湿热法。

① 用途：用于耐湿、耐高温的搪瓷、金属、玻璃、橡胶类物品，不能用于外科手术器械的灭菌。

② 注意事项：a. 物品需全部浸没水中，物品盖子打开，轴结打开，空腔导管预先灌水，各种大小及形状相同的容器不能重叠；b. 玻璃类物品需用纱布包裹，并在冷水或温水中放入；c. 橡胶类物品需用纱布

包好，水沸后放入；d. 如中途加入其他物品，需等再次水沸后开始计时；e. 高原地区气压低，沸点低，需适当延长煮沸时间，一般海拔每增高 300m，煮沸时间延长 2min。

4）压力蒸汽灭菌法：属于湿热法。是一种临床应用最广、效果最为可靠的首选灭菌方法，是利用高压下的高温饱和蒸汽杀灭所有微生物及其芽孢。

① 用途：用于耐高温、耐高压、耐潮湿的物品，如各种器械、敷料、搪瓷类、玻璃制品、橡胶类、某些药品、溶液、细菌培养基等的灭菌。

② 方法：手提式压力蒸汽灭菌器使用方法：a. 隔层内加适量水，在消毒桶内放入需灭菌的物品，加盖旋紧，直接加热或通电；b. 打开放气阀排尽锅内冷空气后关闭放气阀；c. 压力达 103～137kPa，温度达 121～126℃，保持 20～30min，可达到灭菌效果；d. 关闭热源，打开排气阀，待压力降至“0”时，可慢慢打开盖子，取出物品。切忌突然打开盖子，以防冷空气大量进入，使蒸汽凝成水滴，导致物品受潮、玻璃类物品因骤然降温而发生爆裂。

③ 灭菌效果监测：a. 物理监测法：将留点温度计的水银柱甩至 50℃以下，放入需灭菌包内，待灭菌后检查读数是否达到灭菌温度；b. 化学监测法：是临床广泛使用的常规监测手段，利用化学指示卡或化学指示胶带颜色的改变来进行，一般在 121℃ 经 20min 或 135℃ 经 4min 即可出现颜色或性状的改变；c. 生物监测法：是最可靠的监测方法，先将热耐受力较强的非致病性嗜热脂肪杆菌芽孢制成检测菌株，经灭菌后再取出培养，若全部菌片均无细菌生长则表示达到

灭菌效果。

2．化学消毒灭菌法

（1）化学消毒剂的使用原则

1）待消毒的物品须先洗净、擦干。

2）根据不同物品的性能及各种微生物的特性，选择恰当的消毒剂。

3）严格掌握消毒剂的有效浓度、使用方法及消毒时间。

4）消毒液中一般不放置纱布、棉花等物，以免因吸附消毒剂而降低消毒效力。

5）消毒物品应全部浸没在消毒液内，器械的轴结应打开、套盖应掀开，管腔灌满消毒液。

6)浸泡消毒后的物品使用前应先用无菌生理盐水冲洗；气体消毒后的物品使用前应待气体散发干净，以免残留消毒剂刺激组织。

7）消毒剂应定期检测，调整浓度，进行更换，易挥发的要加盖。

（2）化学消毒剂的使用方法

1）浸泡法：常用于耐湿、不耐热的物品，如锐利器械、精密器材等的消毒。

2）擦拭法：常用于桌椅、墙壁、地面等的消毒。

3）喷雾法：常用于空气及墙壁、地面等物品表面的消毒。

4）熏蒸法：常用于室内空气和不耐湿、不耐高温物品的消毒。

① 空气消毒：常用的消毒剂有：a. 2%过氧乙酸：每立方米 8ml，时间 30～120min；b. 纯乳酸：每立方米 0.12ml，加等量水，时间 30～120min；c. 食醋：

每立方米 5～10ml，加热水 1～2 倍，时间 30～120min。

② 物品消毒：常用甲醛消毒箱进行。

5）环氧乙烷气体密闭消毒灭菌法：适用于电子仪器、光学仪器、医疗器械、化纤织物、皮毛、棉、塑料制品、书籍、一次性使用的诊疗用品等的消毒灭菌。

（3）常用的化学消毒剂

1）过氧乙酸：为灭菌剂。

① 使用方法：可采用浸泡法、擦拭法、喷洒法。a．0.2%溶液用于皮肤消毒；b．0.02%溶液用于黏膜冲洗消毒；c．浸泡消毒用 0.2%～1%溶液，时间 30～60min；d．0.2%～0.4%溶液用于环境喷洒消毒。

② 注意事项：a．对金属及织物有腐蚀性，消毒后应及时冲洗干净；b．性能不稳定，须加盖保存并现用现配；c．高温易爆炸，须存放在阴凉通风处；d．溶液刺激性强，使用时须防止溅入眼中及皮肤、黏膜上，配制时需戴口罩及橡胶手套。

2）戊二醛：为灭菌剂。

使用方法：常用浸泡法。2%戊二醛常用于浸泡不耐热的医疗器械、精密仪器，如内镜等。

3） 37%～40%甲醛：为灭菌剂。

4）含氯消毒剂：高浓度的含氯消毒剂为高效消毒剂，低浓度的含氯消毒剂为中效消毒剂。常用的有液氯、漂白粉、漂白粉精、次氯酸钠及 84 消毒液。

5）过氧化氢：为高效消毒剂。

6）碘酊：为中效消毒剂。

① 使用方法：2%碘酊用于注射部位、手术、创面周围等的皮肤消毒，作用 1min 后，用 75%乙醇脱碘。

② 注意事项：a．刺激性强，不能用于黏膜消毒；b．皮肤对碘过敏者禁用；c．对金属有腐蚀性，不能浸泡金属器械；d．保存需加盖。

7）乙醇：为中效消毒剂。

① 使用方法：用于皮肤、物品表面、医疗器械的消毒。a．擦拭法：75%乙醇用于消毒皮肤或物品表面；b．浸泡法：75%乙醇用于浸泡消毒，时间 5～10min 以上。

② 注意事项：a．乙醇易挥发，应加盖保存，并定期测定有效浓度；b．乙醇浓度低于 80%，消毒效果会降低；c．乙醇有刺激性，不宜用于黏膜和创面的消毒；d．乙醇易燃，应注意加盖并避火保存。

8）碘伏：为中效消毒剂。

① 使用方法：用于皮肤和黏膜等的消毒。a．浸泡法：0.05%～0.1%碘伏溶液用于浸泡清洗并晾干后的物品，时间 30min；b．擦拭法：0.5%～2%碘伏溶液用于擦拭消毒部位，擦 2 遍，作用时间 2～3min；c．冲洗法：0.05%碘伏溶液用于冲洗伤口黏膜和阴道黏膜，时间 3～5min，可达到消毒作用。

② 注意事项：a．应保存在密闭容器中，置于阴凉、避光、防潮处；b．对二价金属有腐蚀性，故不用于相应金属制品的消毒；c．碘伏应现用现配，因其稀释后稳定性较差；d．如待消毒物品上存有大量有机物，应适当增加浓度，延长作用时间。

9）氯已定：为低效消毒剂。

三、无菌技术

（一）无菌操作要求

（1）操作者要面向无菌区；身体与无菌区保持一

定距离；手臂保持在腰部水平以上或操作台面以上；不跨越无菌区；不触及无菌物品；不能面对无菌区说话、咳嗽、打喷嚏。

（2）取用无菌物品须使用无菌持物钳（镊）；无菌物品一经取出，即使未用，也不得放回无菌容器；无菌物品在空气中不得暴露过久；无菌物品疑有或已有污染时不可再用，应予以更换或重新灭菌。一套无菌物品仅供一位病人使用，以防交叉感染。

（二）物品管理

无菌物品与非无菌物品须分别放置，且有明显标志；无菌物品须存放在无菌包或无菌容器中，不可暴露在空气中。无菌包或无菌容器外须标明物品名称及灭菌日期，存放在清洁、干燥、固定的地方，并按日期先后顺序排放。定期检查无菌物品保存情况，在未被污染的情况下，有效期7d，一旦过期或受潮须重新灭菌。

（三）无菌技术基本操作法★★★★★

每项操作前护士均应着装整齐，洗手、戴口罩，根据操作目的准备环境、备齐用物。

1．无菌持物钳的使用法

（1）无菌持物钳（镊）的存放

1）浸泡存放：将无菌持物钳（镊）浸泡在盛有消毒溶液的无菌广口有盖容器内，消毒液液面需浸没轴节以上2～3cm或镊子1/2处。

2）干燥存放：将无菌持物钳（镊）放置在无菌广口有盖的干燥容器中。

（2）无菌持物钳（镊）的使用法

1）开盖：一手打开浸泡容器盖，另一手持持物钳。

2）取出：移钳至容器中央并使前端闭合，保持前端向下取出无菌持物钳，并在容器上方滴尽消毒液再使用。无菌持物钳前端不可触及容器口边缘及消毒液液面以上的容器内壁。

3）使用：始终保持无菌持物钳前端向下，不可倒转向上，以免消毒液倒流至钳手柄后再向下反流污染钳端。使用时无菌持物钳（镊）应保持在使用者胸、腹部水平移动，不可过高或过低，以免超出视线范围造成污染。

4）放回：使用后立即闭合钳端，垂直向下放回容器内，并打开轴节浸泡消毒。

（3）注意事项

1）无菌持物钳只能用于夹取无菌物品，不能夹取油纱布或进行换药、消毒等操作。

2）取放无菌持物钳（镊）时，手指不可触摸其浸泡部位。

3）如取远处无菌物品，应将无菌持物钳（镊）放入容器内一同搬移使用。

4）使用无菌持物钳（镊）后立即放回容器内，以防在空气中暴露过久。

5）无菌持物钳（镊）如被污染或可疑污染时，不可放回容器内，应重新消毒灭菌。

6）无菌持物钳（镊）及其容器应定期消毒。浸泡存放时，一般病房每周更换一次，使用频率较高的如手术室、门诊换药室、注射室等，应每日更换一次。干燥存放应每4～6h更换一次。

2．无菌容器的使用法

注意事项

1）移动无菌容器时，应托住容器底部，手不可触及无菌容器内边缘。

2）无菌物品一经从无菌容器中取出，虽未使用，也不可再放回无菌容器内。

3）无菌容器应定期灭菌，一般每周一次。

3．无菌溶液取用法

（1）操作要点

1）检查：取无菌溶液瓶，核对标签（名称、剂量、浓度、有效期），检查瓶盖有无松动，瓶壁有无裂痕，倒转瓶体对光查看溶液有无沉淀、混浊、变色、絮状物等。确保符合要求方可使用。

2）揭开铝盖，用两拇指将瓶塞边缘向上翻起，抽出一手捏住其边缘拉出，消毒瓶口。

3）倒液：另一手握住溶液瓶签，先倒少量溶液以冲洗瓶口，再由原处倒出溶液至无菌容器中。倒出液体后，如无菌溶液一次未用完，应立即塞好瓶塞、消毒、翻转盖好，注明开瓶日期及时间，24h 内可再使用。

4）盖瓶塞

（2）注意事项

1）倒溶液时，溶液瓶应与无菌容器保持一定距离，不可触及无菌容器；也不可将无菌敷料或非无菌物品堵塞瓶口倒液，或伸入无菌瓶内蘸取溶液。

2）翻转盖瓶塞时，手不可触及瓶塞盖住瓶口的部分。

3）无菌溶液一经倒出，虽未使用，也不能倒回瓶内，以免污染瓶内液体。

4．无菌包的使用法

如包内物品一次未用完，则按原折痕包扎好，注明开包日期及时间，有效期为24h。

注意事项：无菌包内无菌物品被污染或被浸湿，须重新灭菌。

5. 铺无菌盘法

注意事项

1）铺盘区域应保持清洁干燥，铺好的无菌盘也应保持干燥，以免潮湿污染。

2）操作中不要跨越无菌区。

3）铺好的无菌盘应尽快使用，有效期不得超过4h。

6. 无菌手套的使用

注意事项

1）手套外面为无菌区，应保持其无菌。未戴手套的手不可触及手套的外面，已戴手套的手不可接触未戴手套的手及手套的内面。

2）发现手套破损或不慎被污染，应立即更换。

3)不可用力强拉手套边缘或手指部分,以免损坏。

四、隔离技术

（一）隔离区域的划分

隔离区域按传染病人所接触的环境可划分为清洁区、半污染区和污染区。

（1）清洁区：凡未被病原微生物污染的区域称为清洁区，如更衣室、配膳室、值班室及库房等。

（2）半污染区：凡有可能被病原微生物污染的区域称为半污染区，如医护办公室、检验室、病区内走廊等。

（3）污染区：凡病人直接接触或间接接触，被病原微生物污染的区域称为污染区，如病室、厕所、浴室等。

（二）隔离技术操作法★★★★★

1．口罩的使用

1）先洗手，再戴口罩，口罩应遮住口鼻。

2）先洗手，再摘口罩。

3）口罩摘下后，将污染面向内折叠，放入小袋内，再放入衣服口袋内，不能挂在胸前反复使用。

4）口罩应勤换洗，如有潮湿应立即更换。若接触严密隔离的病人，应每次更换。使用一次性口罩不得超过4h。

2．手的清洁与消毒

按“六步洗手法”顺序搓洗双手：① 掌心对掌心，两手并拢相互搓擦；② 手心对手背，手指交错相互搓擦（交换）；③ 掌心相对，手指交叉沿指缝相互搓擦；④ 用一手握另一手拇指旋转搓擦（交换）；⑤ 弯曲一手手指各关节，在另一手掌心旋转搓擦（交换）；⑥ 指尖在掌心转动搓擦（交换）。持续时间不少于15s。

消毒手：医护人员在进行操作后，应进行手的消毒。

1）顺序：传染病区工作人员刷手是用刷子蘸肥皂乳按前臂、腕关节、手背、手掌、指缝及指甲处顺序仔细刷洗，每只手刷30s，用流动水冲净，再重复一遍，共刷2min。

2）注意事项：① 刷手范围应超过被污染的范围；② 刷手时，身体应与洗手池保持一定距离，以免隔离衣污染洗手池边缘或消毒盆；③ 流动水冲洗时，腕部应低于肘部，使污水流向指尖，防止水流入衣袖，并避免弄湿工作服；④ 刷手完毕，刷子要放回治疗碗内。

3. 穿脱隔离衣

注意事项

1） 穿隔离衣前，应将操作中所需一切用物备齐。

2） 操作前，应检查隔离衣，以保证无潮湿、无破损，且长短合适，能完全覆盖工作服。

3） 保持隔离衣内面及领部清洁，系领口时衣袖勿触及面部、衣领及工作帽。

4） 穿隔离衣后，不得进入清洁区，只能在规定区域内活动。

5） 洗手时，隔离衣不得污染洗手设备。

6） 隔离衣应每天更换一次；如有潮湿或被污染时，立即更换。

7） 挂隔离衣时，应注意半污染区和污染区的区别。

4. 避污纸的使用

使用避污纸时，应从上面抓取，不可掀页撕取。用后应放进污物桶内，以便集中焚烧处理。

第六节　病人的清洁护理

一、口腔护理

1. 常用漱口溶液

（1）0.9%氯化钠溶液：清洁口腔，预防感染。口腔 pH 为中性时适用。

（2）朵贝尔溶液（复方硼酸溶液）：轻微抑菌，消除口臭。口腔 pH 为中性时适用。

（3）0.02%呋喃西林溶液：清洁口腔，有广谱抗菌作用。口腔 pH 为中性时适用。

（4）1%～3%过氧化氢溶液：遇有机物时放出新生氧，有抗菌、防臭作用。口腔 pH 偏酸性时适用。

（5）1%～4%碳酸氢钠溶液：属碱性药剂，用于真菌感染。口腔 pH 偏酸性时适用。

（6）2%～3%硼酸溶液：属酸性防腐剂，可改变细菌的酸碱平衡，起抑菌作用。口腔 pH 偏碱性时适用。

（7）0.1%醋酸溶液：用于铜绿假单胞菌感染时。口腔 pH 偏碱性时适用。

2. 注意事项★★★

（1）擦洗时动作要轻，以免损伤口腔黏膜，特别是对凝血功能较差的病人。

（2）昏迷病人禁忌漱口，需用开口器，应从臼齿处放入，对牙关紧闭者不可用暴力使其开口。擦洗时棉球不宜过湿，以防溶液误吸入呼吸道。棉球要用止血钳夹紧，每次 1 个，防止遗留在口腔，必要时要清点棉球数量。

（3）对活动义齿应先取下，用牙刷刷洗义齿的各面，用冷水冲洗干净，待病人漱口后再戴上。暂时不用的义齿，可浸于冷水杯中备用，每日更换一次清水。不可将义齿泡在热水或乙醇内，以免义齿变色、变形和老化。

二、头发护理

床上梳发

将头发从中间分为两股，左手握住一股头发，由发根梳至发梢。长发可将头发绕在示指上，以免拉得太紧，使病人感到疼痛，如遇有头发打结时，可用30%乙醇湿润后再小心梳顺。

三、皮肤护理

（一）淋浴和盆浴

调节室温在24℃左右，水温调节至40～45℃，浴室不宜闩门，可在门外挂牌示意，以便发生意外时能及时进入。

注意事项

（1）饭后须过1h才能进行沐浴，以免影响消化。

（2）防止病人滑倒、受凉、晕厥、烫伤等意外情况发生。

（3）妊娠7个月以上的孕妇禁用盆浴，衰弱、创伤、患心脏病需卧床的病人，不宜淋浴和盆浴。

（4）传染病人进行沐浴，应根据病种、病情按隔离原则进行。

（二）床上擦浴★★★★

1. 目的

（1）去除污垢，保持皮肤清洁，使病人舒适，满足病人需要。

（2）促进皮肤血液循环，增强其排泄功能，预防皮肤感染及压疮等并发症。

2. 操作方法

擦洗顺序：① 为病人洗脸、颈部：将毛巾缠于手上，依次擦洗眼、额、面颊部、鼻翼、人中、耳后、下颌直至颈部。② 清洗上肢和胸腹部：为病人脱下衣服（先脱近侧，后脱远侧；如有外伤则先脱健肢，后脱患肢），在擦洗部位下面铺上大毛巾，按顺序擦洗两上肢和胸腹部。协助病人侧卧清洗双手。③ 擦洗颈、背、臀部：协助病人侧卧，背向护士，依次擦洗后颈、背部及臀部，并用50%乙醇按摩背部及受压部位；协助病人穿上清洁衣服（先穿远侧，再穿近侧；先穿患肢，再穿健肢）。④ 擦洗双下肢、踝部，清洗双足。⑤ 擦洗会阴部。

酌情在骨骼隆突部位用50%乙醇按摩，预防压疮的发生；需要时修剪指（趾）甲、梳头。

四、压疮的预防及护理

（一）概念

压疮是指局部组织长期受压、血液循环障碍，持续缺血、缺氧、营养不良而致的组织溃烂坏死，又称为压力性溃疡。

（二）压疮发生的原因★★

1．力学因素

（1）压力：垂直压力是造成压疮的最主要因素。多见于长时间不改变体位者，如长期卧床、长时间坐轮椅的病人。

（2）摩擦力：当皮肤被擦伤后，再受到汗渍、尿液、粪便等的浸渍时，更易发生压疮。

（3）剪切力：剪切力是两层组织相邻表面间的滑行，产生进行性地相对移动所引起的、由摩擦力和压力相加而成。

2．理化因素刺激　皮肤经常受潮湿、摩擦、排泄物等理化因素的刺激，如大量汗液、大小便失禁、床单皱褶、床上碎屑等，损害皮肤。

3．全身营养不良或水肿 营养不良是导致压疮的内因。常见于长期发热、年老体弱、水肿、瘫痪、昏迷及恶病质等病人。

4．受限制的病人 使用石膏绷带、夹板及牵引时，松紧不适，衬垫不当，均可致局部组织血液循环障碍，导致组织缺血坏死。

（三）压疮的好发部位★★

1．仰卧位 如枕骨粗隆处、肩胛、肘部、骶尾部、足跟等，最常发生于骶尾部。

2．侧卧位 如耳廓、肩峰、肋骨、髋部、膝关节内外侧、内外踝等处。

3．俯卧位 如面颊、耳廓、肩峰、髂前上棘、肋缘突出部、膝前部、足尖等处。

4．坐位 发生于坐骨结节处。

（四）压疮的分期及临床表现★★★

1．淤血红润期 受压的局部皮肤出现红、肿、热、麻木或触痛，但皮肤表面无破损，为可逆性改变。

2．炎性浸润期 受压皮肤表面颜色转为紫红，皮下产生硬结，表皮出现水疱。

3．溃疡期 静脉血液回流严重受阻，局部淤血导致血栓形成，组织缺血、缺氧。轻者浅层组织感染，脓液流出，溃疡形成，病人感觉疼痛加重；重者坏死组织发黑，脓性分泌物增多，有臭味。

（五）压疮的预防★★★★★

要做到“七勤”，即勤观察、勤翻身、勤擦洗、勤按摩、勤整理、勤更换、勤交班。

1．避免局部组织长期受压

鼓励和协助长期卧床的病人经常更换体位：一般

每2h翻身一次。

2．避免局部理化因素的刺激

（1） 保持皮肤干燥。

（2） 床单、被褥要保持清洁、平整、干燥、无碎屑。

3．促进局部血液循环 对易发生压疮的病人，应经常检查受压部位，进行温水拭浴，定时用50%乙醇进行局部或全背按摩，达到促进血液循环，改善局部营养，增强皮肤抵抗力的目的。

4．改善营养状况 根据病情给予高蛋白、高维生素膳食，以增强机体抵抗力及组织修复能力。适当补充矿物质，如口服硫酸锌，促进慢性溃疡的愈合。

（六）压疮的护理

1．淤血红润期 护理要点：此期应及时去除病因，积极采取各种措施，防止局部继续受压，增加翻身次数，避免摩擦、潮湿等刺激，保持局部清洁、干燥，促进局部血液循环，改善全身营养状况。

2．炎性浸润期 护理要点：保护皮肤，避免感染。

3．溃疡期 护理要点：此时应解除压迫，清洁创面，祛腐生新，促其愈合。

五、晨晚间护理

（一）晨间护理

1．目的

（1） 使病人清洁舒适，预防压疮及肺炎等并发症。

（2） 保持病室及病床的整洁、舒适、美观。

（3） 观察和了解病情，为制订诊断、治疗和护理计划提供依据。

（4） 进行心理护理及卫生宣传，满足病人的身心需要。

2. 护理内容

（1）问候病人。

（2）协助病人排便，留取标本，更换引流瓶，必要时关闭门窗，遮挡病人。

（3）放平床上支架，协助病人进行口腔护理、洗脸、洗手，帮助病人梳头，协助病人翻身，并检查皮肤受压情况，擦洗并用50%乙醇按摩背部。

（4）整理床单位，酌情更换床单、被罩、枕套及衣裤。

（5）注意观察病情，了解病人夜间睡眠情况，并进行心理护理，开展健康教育。

（6）整理病室，酌情开窗通风，保持病室空气清新。

（二）晚间护理★★

1. 目的

（1）保持病室安静，病床整洁，使病人清洁、舒适，易于入睡。

（2）注意观察病情，了解病人心理需求，作好身心护理，预防并发症。

2. 护理内容

（1）协助病人排便，进行口腔护理、洗脸、洗手，帮助病人梳头、热水泡脚，为女病人清洁会阴部。

（2）检查病人皮肤受压情况，擦洗并用 50%乙醇按摩背部及骨骼隆突处，协助病人翻身，安置舒适卧位。

（3）整理床单位，需要时更换床单、被罩、枕套及衣裤，必要时增减毛毯及盖被。

（4）创造良好的睡眠环境，酌情开关门窗，保持病室安静，消除噪声，调节室内光线（关大灯，开地灯），保持病室光线暗淡。

第七节　生命体征的评估

一、体温的评估及护理

（一）体温的评估★★★★

1. 正常体温及生理性变化

（1）正常体温：口腔舌下温度为 37℃（范围在 36.0～37.2℃），直肠温度 37.5℃（范围在 36.5～37.7℃），腋下温度 36.5℃（范围在 36.0～37.0℃）。

（2）生理性变化：体温可随年龄、性别、昼夜、运动和情绪等因素的变化而有所波动，但这种波动很小，常在正常范围内。

1）年龄因素：新生儿因为体温调节中枢发育尚未完善，体温易受环境温度的影响而发生波动。儿童基础代谢率高，体温可略高于成人。老年人由于基础代谢率低，故体温偏低。

2）性别因素：女性一般较男性稍高。女性在月经前期和妊娠早期，体温可轻度升高，而排卵期较低，这主要与孕激素分泌的周期性变化有关。

3）昼夜因素：一般清晨 2～6 时体温最低，下午 2～8 时体温最高，但变化范围不大，约在 0.5～1℃ 之间。

2．异常体温

Ⅰ．体温过高　体温过高称为发热。

（1）发热程度：以口腔温度为标准，发热程度可划分为：

1）低热：体温37.3～38.0℃。

2）中等度热：体温38.1～39.0℃。

3）高热：体温39.1～41℃。

4）超高热：体温在41℃以上。

（2）发热的过程：发热的临床过程可分为以下三个阶段。

1）体温上升期：特点为产热大于散热。临床表现：病人畏寒、无汗、皮肤苍白，有时伴有寒战。

2）高热持续期：其特点为产热和散热在较高水平趋于平衡，体温维持在较高状态。临床表现：病人颜面潮红，皮肤灼热，口唇干燥，呼吸深快，脉搏加快，尿量减少。

3）退热期：其特点为散热大于产热，散热增加而产热趋于正常。临床表现：病人大量出汗，皮肤温度下降。退热的方式有骤退和渐退。体温急剧下降称为骤退，如大叶性肺炎；体温逐渐下降称为渐退，如伤寒。体温下降时，由于大量出汗，体液丧失，年老体弱及患心血管病的病人，易出现虚脱或休克现象，表现为血压下降、脉搏细速、四肢湿冷等，应密切观察，加强护理。

（3）热型：

1）稽留热：体温持续升高达39.0～40.0℃ 左右，持续数天或数周，24h波动范围不超过1℃。常见于伤寒、肺炎球菌性肺炎等。

2）弛张热：体温在 39.0℃ 以上，但波动幅度大，24h 内体温差达 1℃ 以上，最低体温仍超过正常水平。常见于败血症等。

3）间歇热：高热与正常体温交替出现，发热时体温骤升达 39℃ 以上，持续数小时或更长，然后很快下降至正常，经数小时、数天的间歇后，又再次发作。常见于疟疾等。

4）不规则热：体温在 24h 内变化不规则，持续时间不定。常见于流行性感冒、肿瘤性发热等。

（4）体温过高病人的护理

1）密切观察：测量体温，对高热病人应每隔 4h 一次，待体温恢复正常 3d 后，改为每日 2 次；同时注意观察发热的临床过程、热型、伴随症状及治疗效果等，如病人的面色、脉搏、呼吸、血压及出汗等体征。小儿高热易出现惊厥，应密切观察，如有异常应及时报告医生。

2）卧床休息：高热时应卧床休息，减少能量消耗，以利于机体的康复。

3）物理降温：体温超过 39.0℃，可用冰袋冷敷头部；体温超过 39.5℃ 时，可用乙醇拭浴、温水拭浴或做大动脉冷敷。行药物或物理降温半小时后，应测量体温，并做好记录及交班。

4）保暖：体温上升期，病人如伴寒战，应及时调节室温，注意保暖，必要时可饮热饮料。

Ⅱ．体温过低

（1）概念：体温在 35.0℃ 以下，称体温过低。常见于早产儿及全身衰竭的危重病人。

（2）临床表现：病人表现为躁动、嗜睡，甚至昏迷，心跳呼吸减慢、血压降低，轻度颤抖、皮肤苍白、四肢冰冷。

（二）测量体温的方法★

（1）测量方法：测量前，检查体温计是否完好，水银柱是否在 35℃ 以下。备好用物携至床边，确认病人，给予解释，以取得合作。根据病人病情选择合适的测量体温的方法。

1）口腔测温法：① 将口表水银端斜放于舌下热窝，即舌系带两侧；② 嘱病人紧闭口唇含住口表，用鼻呼吸，勿用牙咬，不要说话；③ 3min 后取出。

2）腋下测温法：① 协助病人解开衣扣，擦干腋窝汗液，将体温计水银端放于腋窝深处，使之紧贴皮肤；② 嘱病人屈臂过胸夹紧体温计，不能合作的病人应协助夹紧手臂；③ 10min 后取出。

3）直肠测温法：① 协助病人侧卧、俯卧或屈膝仰卧位，露出臀部；② 润滑肛表水银端，将其轻轻插入肛门 3～4cm；③ 3min 后取出；④ 用卫生纸擦净肛门处。

体温计取出后，用消毒纱布擦净，准确读数，将体温计甩至 35℃ 以下，放到消毒液容器内消毒，记录体温值；整理床单位，协助病人取舒适体位。

（2）注意事项

1）测量体温前、后，应清点体温计总数。手甩体温计时要用腕部力量，勿触及他物，以防撞碎。切忌把体温计放入热水中清洗或放在沸水中煮，以防爆裂。

2）根据病人病情选择合适的测量体温的方法：① 凡婴幼儿、精神异常、昏迷、口鼻腔手术以及呼吸困难、不能合作的病人，不宜测口腔温度；② 凡消瘦不能夹紧体温计、腋下出汗较多者，以及腋下有炎症、创伤或手术的病人不宜使用腋下测温法；③ 凡直肠或肛门手术、腹泻以及心肌梗死的病人不宜使用直肠测温法。

3）病人进食、饮水，或进行蒸汽吸入、面颊冷热敷等，须隔 30min 后测口腔温度；腋窝局部冷热敷应隔 30min 再测量腋温；灌肠、坐浴后须隔 30min，方可经直肠测温。

4）测口温时，当病人不慎咬破体温计时，应立即清除玻璃碎屑，以免损伤唇、舌、口腔、食管及胃肠道的黏膜；口服牛奶或蛋清以延缓汞的吸收；在病情允许的情况下，可服大量粗纤维食物（如韭菜等），以加速汞的排出。

（三）水银体温计的清洁、消毒和检查法

（1）消毒液：常用的有 70%乙醇、1%过氧乙酸、1%消毒灵等。

（2）水银体温计的检查方法：将所有体温计的水银柱甩至 35℃以下，于同一时间放入已经测试过的 40℃以下的温水内，3min 后取出检视。若读数相差 0.2℃以上、玻璃管有裂隙、水银柱自动下降的体温计则取出，不再使用。

二、脉搏的评估及护理

（一）脉搏的评估

（1）正常脉搏的观察

1）脉率：即每分钟脉搏搏动的次数。在安静状态下，正常成人的脉率为 60～100 次 / 分。

2）脉律：脉律是指脉搏的节律性。正常脉搏的节

律均匀、规则，间隔时间相等。

3）脉搏的强弱：正常情况下脉搏强弱一致。

（2）生理性变化：脉搏可随年龄、性别、情绪、运动等因素而变动。一般同年龄女性脉搏比男性稍快；幼儿比成人快；老人稍慢；运动、情绪变化时可暂时增快；休息、睡眠时较慢。

（二）异常脉搏★★★★★

异常脉搏的观察

（1）频率异常

1）速脉：在安静状态下，成人脉率超过100次/分，称为速脉。常见于发热、甲状腺功能亢进、休克、大出血前期的病人。

2）缓脉：在安静状态下，成人脉率低于60次/分，称为缓脉。常见于颅内压增高、房室传导阻滞、甲状腺功能减退等病人。

（2）节律异常：脉搏出现节律不均匀、不规则、间隔时间不等的变化。

1）间歇脉：在一系列正常均匀的脉搏中，出现一次提前而较弱的搏动，其后有一较正常延长的间歇（即代偿性间歇），亦称过早搏动或期前收缩。

2）二联律、三联律：每隔一个正常搏动出现一次期前收缩，称二联律。每隔两个正常搏动出现一次期前收缩，称三联律。

3）脉搏短绌：也称为“绌脉”。是指在同一单位时间内，脉率少于心率。表现为脉搏细速、极不规则，听诊心律完全不规则，心率快慢不一，心音强弱不等。常见于心房颤动的病人。

（3）脉搏强弱的异常

1）洪脉：当心排出量增加，动脉充盈度和脉压较大时，脉搏强大有力，称洪脉。常见于高热、甲状腺功能亢进的病人。

2）丝脉：又称细脉。当心排出量减少，动脉充盈度降低，脉搏细弱无力时，扪之如细丝，称丝脉。常见于心功能不全、大出血、休克等病人。

（三）测量脉搏的方法★★★★★

1．测量部位 凡身体浅表靠近骨骼的动脉，均可用以诊脉。常用的是桡动脉。

2．测量方法

（1）诊脉前，病人应情绪稳定，测量前 30min 无过度活动，无紧张、恐惧等。

（2）病人取坐位或卧位，手臂舒适，手腕伸展。

（3）护士将示指、中指、无名指并拢，指端轻按于桡动脉处，按压的力量大小以能清楚触到搏动为宜。

（4）正常脉搏计数半分钟，并将所测得数值乘 2，即为脉率。如脉搏异常或危重病人应测 1min。若脉搏细弱而触不清时，应用听诊器听心率 1min 代替触诊。

（5）记录结果。

（6）脉搏短绌的测量：发现脉搏短绌的病人，应由两位护士同时测量，一人听心率，另一人测脉率，由听心率者发出“起”、“停”口令，两人同时开始，测 1min。记录方法：心率 / 脉率。

3．注意事项

（1）诊脉前，病人有剧烈活动或情绪激动时，应休息 20～30min 后再测。

（2）不可用拇指诊脉，以防拇指小动脉搏动与病人脉搏相混淆。

（3）为偏瘫病人测脉搏，应选择健侧肢体。

三、呼吸的评估及护理

（一）呼吸的评估

（1）正常呼吸的观察：在安静状态下，正常成人的呼吸频率为16～20次/分，正常呼吸表现为节律规则，均匀无声，不费力。

（2）生理性变化：正常呼吸的频率和深浅度可因年龄、性别、运动、情绪等因素的影响而发生改变。一般年龄越小，呼吸频率越快，老年人稍慢；同年龄的女性较男性呼吸频率稍快；劳动或情绪激动时呼吸增快；休息和睡眠时呼吸频率减慢。另外，呼吸的频率和深浅度还可受意识控制。

（二）异常呼吸★★★★★

异常呼吸的观察

（1）频率异常

1）呼吸增快：在安静状态下，成人呼吸频率超过24次/分，称呼吸增快或气促。常见于高热、缺氧等病人。

2）呼吸缓慢：在安静状态下，成人呼吸频率少于10次/分，称呼吸缓慢。常见于呼吸中枢受抑制的疾病，如颅内压增高、巴比妥类药物中毒等病人。

（2）节律异常

1）潮式呼吸：又称陈－施呼吸，是一种周期性的呼吸异常。特点表现为开始呼吸浅慢，以后逐渐加深加快，达高潮后，又逐渐变浅变慢，然后呼吸暂停5～30s后，再重复出现以上的呼吸，如此周而复始；其呼吸形态呈潮水涨落样，故称潮式呼吸。常见于中枢神经系统的疾病，如脑炎、颅内压增高、酸中毒、巴比妥类药物中毒等病人。

2）间断呼吸：又称毕奥呼吸。表现为呼吸和呼吸暂停现象交替出现。特点为有规律地呼吸几次后，突然暂停呼吸，间隔时间长短不同，随后又开始呼吸；如此反复交替出现。

（3）深浅度异常

1）深度呼吸：又称库斯莫呼吸，是一种深而规则的大呼吸。见于尿毒症、糖尿病等引起的代谢性酸中毒病人。

2）浮浅性呼吸：是一种浅表而不规则的呼吸，有时呈叹息样。见于濒死病人。

（4）音响异常

1）蝉鸣样呼吸：吸气时有一种高音调的音响，声音似蝉鸣，称为蝉鸣样呼吸。发生机制：多由于声带附近阻塞，使空气进入发生困难所致。常见于喉头水肿、痉挛或喉头有异物等病人。

2）鼾声呼吸：是指呼气时发出粗糙鼾声的呼吸。多见于深昏迷病人。

（5）呼吸困难

1）吸气性呼吸困难：病人吸气费力，吸气时间显著长于呼气时间，辅助呼吸肌收缩增强，出现明显三凹征（胸骨上窝、锁骨上窝、肋间隙或腹上角凹陷）。见于喉头水肿、喉头有异物的病人。

2）呼气性呼吸困难：病人呼气费力，呼气时间显著长于吸气时间。多见于支气管哮喘、肺气肿等病人。

3）混合性呼吸困难：病人吸气和呼气均感费力，呼吸的频率加快而表浅。多见于肺部感染的病人。

（三）测量呼吸的方法

（1）护士在测量脉搏后，手仍按在病人手腕处保持诊脉姿势，以免病人紧张而影响测量结果。

（2）观察病人胸部或腹部起伏次数，一起一伏为一次，一般病人观察 30s，将测得数值乘以 2，呼吸异常病人观察 1min。

（3）危重或呼吸微弱病人，如不易观察，可用少许棉花置于病人鼻孔前，观察棉花被吹动的次数，计数 1min。

四、血压的评估及护理

（一）血压的评估

正常血压的观察及生理性变化

（1）血压正常值：血压一般以肱动脉血压为标准。在安静状态下，正常成人收缩压为 90～139mmHg（12～18.5kPa），舒张压为 60～89mmHg（8～11.8kPa），脉压为 30～40mmHg（4～5.3kPa）。

（2）生理性变化

1）年龄：动脉血压随年龄的增长而逐渐增高，新生儿血压最低，儿童血压比成人低。

2）性别：同龄女性血压比男性偏低，但更年期后，女性血压逐渐增高，与男性差别较小。

3）昼夜和睡眠：一天中，清晨血压一般最低，傍晚血压最高，夜间睡眠血压降低，如过度劳累或睡眠不佳，血压稍有升高。

4）环境：在寒冷刺激下，血压可略升高；在高温环境中，血压可略下降。

5）部位：因左右肱动脉解剖位置的关系，一般右上肢血压高于左上肢。因股动脉的管径较肱动脉粗，血流量多，故下肢血压比上肢高。

（二）异常血压

异常血压的观察

（1）高血压：成人收缩压≥140mmHg（18.7kPa）和（或）舒张压≥90mmHg（12kPa），称为高血压。

（2）低血压：成人血压低于 90/60～50mmHg（12/8～6.65kPa）称为低血压。常见于大量失血、休克、急性心力衰竭病人。

（3）脉压的变化：脉压增大：见于主动脉瓣关闭不全、主动脉硬化等病人；脉压减小：见于心包积液、缩窄性心包炎、主动脉瓣狭窄等病人。

（三）测量血压的方法★★★★★

测量部位：常用部位有上肢肱动脉、下肢股动脉

病人取坐位或仰卧位，露出上臂，将衣袖卷至肩部，伸直肘部，手掌向上。

放平血压计，打开盒盖呈 90°垂直位置，打开水银槽开关，血压计水银柱确定在“0”的位置。

将袖带平整无折地缠于上臂，袖带下缘距肘窝 2～3cm，松紧以能放入一指为宜。

戴好听诊器，在袖带下缘将听诊器胸件紧贴肱动脉搏动最强点（勿塞在袖带内），护士一手固定胸件，另一手关闭气门，握住输气球向袖带内打气至肱动脉搏动音消失，使汞柱再上升 20～30mmHg（2.67～4.00kPa）。

松开气门，使水银柱缓慢下降，速度为 4mmHg/s（0.533kPa/s），并注视水银柱所指的刻度，当从听诊器中听到第一声搏动音时水银柱上所指刻度，即为收缩压；随后搏动声逐渐增强，当搏动音突然变弱或消失时水银柱所指刻度为舒张压。

注意事项

（1）测量前应检查血压计，符合要求方可使用。如水银不足，可使血压值偏低。

（2）需要密切观察血压的病人，应做到“四定”，即定时间、定部位、定体位、定血压计，以确保所测血压的准确性及可比性。

（3）测血压时，血压计“0”点应与心脏、肱动脉在同一水平位上。坐位时肱动脉平第四肋软骨，仰卧位时肱动脉平腋中线水平。

（4）排除袖带因素干扰：① 根据所测部位选择合适的袖带，袖带过宽时测得的血压值偏低，袖带过窄时测得的血压值偏高；② 所缠袖带应松紧合适，过紧使血管在袖带未充气前已受压，测得的血压值偏低；过松则使袖袋呈气球状，导致有效测量面积变窄，测得的血压值偏高。

（5）为偏瘫病人测血压，应选择健侧。因患侧血液循环障碍，不能真实地反映血压的动态变化。

第八节　病人饮食的护理

一、医院饮食

医院的饮食通常可分三大类，即基本饮食、治疗饮食、试验饮食。

（一）基本饮食★★★

基本饮食包括：普通饮食、软质饮食、半流质饮食、流质饮食。

1．普通饮食

适用范围：适用于病情较轻、疾病恢复期，无发热、无消化道疾患以及不需限制饮食的病人。

2．软质饮食

适用范围：适用于老、幼病人，术后恢复期阶段，以及咀嚼不便、消化不良和低热的病人。

3．半流质饮食

适用范围：适用于体弱、手术后病人，以及发热、口腔疾患、咀嚼不便、消化不良的病人。

4．流质饮食

适用范围：适用于病情危重、高热和各种大手术后的病人，以及吞咽困难、口腔疾患和急性消化道疾患等病人。

（二）治疗饮食★★★★★

医院治疗饮食种类很多，介绍如下。

1．高热量饮食

适用范围：用于热能消耗较高的病人，如甲状腺功能亢进、高热、大面积烧伤、产妇以及需要增加体重的病人。

2．高蛋白饮食

适用范围：用于高代谢性疾病如结核、大面积烧伤、严重贫血、营养不良、肾病综合征、大手术后及癌症晚期等病人。

3．低蛋白饮食

适用范围：用于限制蛋白质摄入的病人，如急性肾炎、尿毒症、肝性脑病等。

4．低脂肪饮食

适用范围：用于肝、胆、胰疾病的病人，以及高脂血症、动脉粥样硬化、冠心病、肥胖症和腹泻病人。

5．低盐饮食

适用范围：用于急慢性肾炎、心脏病、肝硬化腹水、重度高血压但水肿较轻的病人。

6．无盐低钠饮食

适用范围：同低盐饮食，但水肿较重的病人。

7．少渣饮食

适用范围：用于伤寒、痢疾、腹泻、肠炎、食管胃底静脉曲张的病人。

8．高膳食纤维饮食

适用范围：用于便秘、肥胖、高脂血症及糖尿病等病人。

9．低胆固醇饮食

适用范围：用于高胆固醇血症、动脉粥样硬化、冠心病等病人。

10．要素饮食

（1）概念：要素饮食又称要素膳、化学膳、元素膳，由人工配制，含有全部人体生理需要的各种营养成分，不需消化或很少消化即可吸收的无渣饮食。

（2）适用范围：用于低蛋白血症、严重烧伤、胃肠道瘘、大手术后胃肠功能紊乱、营养不良、消化和吸收不良、急性胰腺炎、短肠综合征、晚期癌症等病人。

（3）饮食原则：可口服、鼻饲或造瘘置管滴注，温度保持在38～40℃左右，滴速40～60滴/分，最快不宜超过150ml/h。

（三）试验饮食★★★★★

1．胆囊造影饮食

（1）目的：用于需要进行造影检查有无胆囊、胆管及肝胆管疾病的病人。

（2）方法

1）造影前一日午餐进高脂肪饮食，使胆囊收缩、胆汁排空，有助于造影剂进入胆囊。

2）造影前一日晚餐进无脂肪、低蛋白、高糖类、清淡的饮食，以减少胆汁分泌。晚餐后口服造影剂，禁食、禁烟至次日上午。

3）造影检查当日，禁食早餐，第一次摄X线片，如果胆囊显影良好，再让病人进食高脂肪餐，临床上常用油煎荷包蛋2只，脂肪量不低于50g。待30min后第二次摄X线片，观察胆囊的收缩情况。

2．潜血试验饮食

（1）目的：用于配合大便潜血试验，以协助诊断消化道有无出血。

（2）方法：试验前3d禁食肉类、动物血、肝脏、含铁剂药物及绿色蔬菜，以免产生假阳性反应。可食用牛奶、豆制品、冬瓜、白菜、土豆、粉丝、马铃薯等。

3．吸碘试验饮食

（1）目的：适用于进行甲状腺功能检查的病人，以协助放射性核素^{131}I检查，明确诊断。

（2）方法：检查或治疗前7～60d，禁食含碘量高的食物。需禁食60d的食物包括：海带、海蜇、紫菜、淡菜、苔菜等；需禁食14d的食物包括：海蜒、毛蚶、干贝、蛏子等；需禁食7d的食物包括：带鱼、鲳鱼、黄鱼、目鱼、虾等。

二、鼻饲法

供给不能经口进食的病人流质食物、水分及药物。适用于昏迷、口腔疾患、食管狭窄、食管气管瘘、拒绝进食的病人，以及早产儿、病情危重的婴幼儿和某些手术后或肿瘤病人。

（一）操作方法

打开鼻饲包，取出胃管，测量插管长度并作标记。测量方法有两种：① 从发际到剑突的距离；② 从耳垂至鼻尖再到剑突的距离。成人插入胃内的长度约45～55cm。

昏迷病人，由于吞咽和咳嗽反射消失，不能合作，为提高插管的成功率，应注意：① 在插管前，应协助病人去枕，将头后仰；② 当胃管插至14～16 cm时，用左手将病人头部托起，使下颌尽量靠近胸骨柄，以增大咽喉部通道的弧度，便于胃管沿后壁滑行，顺利通过食管口。

胃管插至所标记处，先证实胃管在胃内，方法有三种。

1）将胃管末端接无菌注射器回抽，可抽出胃液。

2）将导管末端放入盛有水的碗中，无气泡溢出。如有大量气泡，证明已误入气管。

3）将听诊器放在病人胃部，用无菌注射器迅速注入10ml空气，听到有气过水声。

（二）注意事项

鼻饲量每次不应超过200ml，间隔时间不少于2h。

凡上消化道出血、食管静脉曲张或梗阻以及鼻腔、食管手术后的病人禁用鼻饲法。

三、出入液量的记录

1. 每日排出量

（1）内容：包括尿量、粪便量以及其他排出液，如胃肠减压吸出液、胸腹腔吸出液、痰液、呕吐液、伤口渗出液、胆汁引流液等。

（2）要求：测量应准确，记录应及时。能自行排尿的病人，可记录每次尿量，24h 总计，也可将尿液集中倒在一个容器内，定时测量记录；对尿失禁的病人应采取接尿措施，必要时采取留置导尿，以保证计量准确。

2. 记录方法

（1）出入液量可先记录在出入液量记录单上，晨7时至晚7时，用蓝笔；晚7时至次晨7时，用红笔。

（2）晚7时，作12h的小结；次晨7时，作24h总结，并记录在体温单相应栏内。

（3）记录要求准确、及时、具体，字迹清晰。

第九节　冷热疗法

一、冷疗法

（一）冷疗的作用★★★★★

1．控制炎症扩散　适用于炎症早期的病人。

2．减轻疼痛　临床上常用于牙痛、烫伤等病人。

3．减轻局部充血或出血　常用于扁桃体摘除术后、鼻出血、局部软组织损伤早期的病人。

4．降低体温　临床上常用于高热、中暑等病人。

（二）冷疗的禁忌证★★

1．局部血液循环障碍 对休克、大面积受损、微循环明显障碍的病人，不宜用冷疗。

2．慢性炎症或深部有化脓病灶 冷疗可使局部血流量减少，影响炎症吸收。

3．对冷过敏 对冷过敏的病人冷疗后可出现皮疹、关节疼痛、肌肉痉挛等现象。

4．禁忌冷疗的部位

（1）枕后、耳廓、阴囊处：冷疗易引起冻伤。

（2）心前区：冷疗可反射性引起心率减慢、心律不齐。

（3）腹部：冷疗易引起腹泻。

（4）足底：冷疗可反射性引起末梢血管收缩，影响散热；还可引起一过性的冠状动脉收缩。

（三）冷疗的方法★★★★★

1．局部冷疗法

将冰袋放于需要部位。高热病人降温，可放在前额、头顶、颈部、腋下、腹股沟等部位；扁桃体摘除术后，冰囊可放在颈前颌下。冷湿敷法多用于降温、止痛、止血及早期扭伤、挫伤的水肿。

2．全身冷疗法

（1）乙醇拭浴：治疗碗内盛25%～35%乙醇200～300ml（温度32～34℃左右）。

（2）操作方法：将冰袋放置于头部，以助降温，并可防止拭浴时全身表皮血管收缩，引起头部充血。将热水袋放置足底，使病人感觉舒适，并促进足底血管扩张，有利于散热。

（3）注意事项

① 因全身用冷面积较大，拭浴中应注意观察病人

的反应，如有面色苍白、寒战，或脉搏、呼吸异常时，应立即停止拭浴，并报告医生。

② 在擦至腋窝、肘部、腹股沟、腘窝等血管丰富处，应稍用力擦拭，并将停留时间延长些，以利于散热。

③ 一般拭浴时间为15～20min，以免病人着凉。

④ 禁忌擦拭后颈部、心前区、腹部和足底。

⑤ 新生儿、血液病病人等禁忌使用。

（4）温水拭浴用于高热病人降温。

方法：盆内盛32～34℃的温水2/3满，其余用物、操作方法、注意事项同乙醇拭浴。

二、热疗法

（一）热疗的作用★★

1.促进炎症的消散和局限　在炎症早期用热可促进炎性渗出物的吸收和消散；在炎症后期用热，可因白细胞释放蛋白溶解酶，溶解坏死组织，从而有助于坏死组织的清除及组织修复，使炎症局限。

2．缓解疼痛　常用于腰肌劳损、肾绞痛、胃肠痉挛等病人。

3．减轻深部组织充血

4．保暖　多用于危重、年老体弱、小儿及末梢循环不良病人的保暖。

（二）热疗的禁忌证★★★★

1．急腹症尚未明确诊断前　热疗能够减轻疼痛，因而掩盖病情真相而贻误诊断和治疗。

2．面部危险三角区感染化脓时　因面部危险三角区血管丰富又无静脉瓣，且与颅内海绵窦相通，热疗能使该处血管扩张，血流量增多，导致细菌和毒素进入血液循环，使炎症扩散，造成颅内感染和败血症。

3．各种脏器内出血时

4．软组织损伤早期（48h） 软组织损伤，如挫伤、扭伤或砸伤等早期，忌用热疗。

（三）热疗的方法★★★★★

1．干热法

（1）热水袋的使用

常用于保暖、解痉、镇痛。

检查热水袋无破损，测量水温，调节温度至60～70℃。

注意事项

① 对婴幼儿、老年人、昏迷、末梢循环不良、麻醉未清醒、感觉障碍等病人，热水袋的水温应调至50℃以内，并用大毛巾包裹，以避免直接接触病人的皮肤而引起烫伤。

② 热水袋使用过程中，应经常观察局部皮肤的颜色。如发现皮肤潮红，应立即停止使用，并在局部涂凡士林，可起保护皮肤的作用。

③ 热水袋如需持续使用，应及时更换热水。

④ 严格执行交接班制度。

（2）红外线灯

消炎、解痉、镇痛，促进创面干燥结痂，保护肉芽组织生长，以利伤口愈合。

移动红外线灯头至治疗部位斜上方或侧方，一般灯距为30～50cm，以病人感觉温热为宜，如灯头有保护罩，可以垂直照射。

每次照射时间为20～30min。

注意事项

① 根据治疗部位选择不同功率的灯头，如手、足等小部位用 250W 为宜，胸腹、腰背部等可用 500～1000W 的大灯头。

② 照射面颈部、胸部的病人，应注意保护眼睛，可戴有色的眼镜或用湿纱布遮盖。

③ 照射过程中，应使病人保持舒适体位，嘱病人如有过热、心慌、头晕等，应及时告知医护人员。

④ 照射过程中，应随时观察病人局部皮肤反应，如皮肤出现桃红色的均匀红斑，为合适剂量；如皮肤出现紫红色，应立即停止照射，并涂凡士林以保护皮肤。

2．湿热法

（1）湿热敷法

注意事项

① 面部湿热敷的病人，敷后 15min 方能外出，以防受凉感冒。

② 湿热敷过程中，应注意观察局部皮肤状况，及时更换敷布，每 3～5min 一次，以保持适当温度。

③ 有伤口的部位作湿热敷时，应按无菌操作进行，敷后伤口按换药法处理。

（2）热水坐浴

将水温调至40~45℃。坐浴时间为 15～20min。

注意事项

① 坐浴过程中，应注意病人安全，随时观察其面色、脉搏等，如病人主诉头晕、乏力等，应立即停止坐浴。

② 对会阴、肛门部有伤口的病人，应准备无菌浴盆及坐浴液，并于坐浴后按换药法处理伤口。

③ 女病人在月经期、妊娠末期、产后两周内及阴道出血、盆腔器官有急性炎症时，不宜坐浴，以免引起感染。

（3）局部浸泡

配溶液至浸泡盆的 1/2 满，调节水温至 40～45℃。浸泡时间为 30min。

注意事项

① 浸泡过程中，应注意观察病人局部皮肤情况，如出现发红、疼痛等反应，应及时处理。

② 浸泡过程中，应随时添加热水或药液，以维持所需温度；添加热水时，应将病人肢体移出盆外，以防烫伤。

③ 有伤口的病人，需用无菌浸泡盆及浸泡液，且浸泡后按换药法处理伤口。

第十节 排泄护理

一、排尿的护理

（一）异常尿液的观察

（1）尿量异常

1）多尿：指 24h 尿量超过 2500ml，称为多尿。常见于糖尿病、尿崩症等病人。

2）少尿：指 24h 尿量少于 400ml 或每小时尿量少于 17ml，称为少尿。常见于心脏、肾脏疾病和发热、休克等病人。

3）无尿或尿闭：指 24h 尿量少于 100ml 或 12h 内无尿，称为无尿或尿闭。见于严重的心脏、肾脏疾病和休克等病人。

（2）颜色异常：红色或棕色为肉眼血尿；黄褐色为胆红素尿；乳白色为乳糜尿；酱油色或浓茶色为血红蛋白尿；白色混浊为脓尿。

（3）透明度异常：尿中含有脓细胞、红细胞、大量上皮细胞、黏液、管型等，新鲜尿液即可出现混浊。

（4）比重异常：通过尿比重的测量，可了解肾脏的浓缩功能。如果尿比重固定在 1.010 左右，提示肾功能严重受损。

（5）气味异常：新鲜尿液即有氨臭味，提示泌尿道感染；糖尿病酮症酸中毒时，因尿中含有丙酮，尿液呈烂苹果气味。

（6）膀胱刺激征：主要表现为每次尿量少，且伴有尿频、尿急、尿痛症状。尿频指单位时间内排尿次数增多。常见于膀胱及尿道感染的病人。

（二）排尿异常的护理★★

1．尿潴留

护理措施：尿潴留原因如属机械性梗阻，应给予对症处理；如属非机械性梗阻，可采用以下护理措施，以解除病人的痛苦。

1）心理护理：针对病人心态，给予解释和安慰，消除焦虑和紧张情绪。

2）提供排尿的环境：关闭门窗，屏风遮挡，使视觉隐蔽，以保护病人自尊；适当调整治疗、护理时间，使病人安心排尿。

3）调整体位和姿势：协助病人取适当体位，病情允许应尽量以习惯姿势排尿，如扶助病人坐起或抬高上身。对需绝对卧床休息或某些手术的病人，事先应有计划地训练其床上排尿，以避免术后不适应排尿姿势的改变而造成尿潴留，增加病人痛苦。

4）诱导排尿：利用条件反射，如听流水声，或用温水冲洗会阴，以诱导排尿。

5）按摩、热敷：按摩、热敷病人下腹部，可解除肌肉紧张，促进排尿。

6）药物或针灸：根据医嘱肌内注射卡巴胆碱。利用针灸治疗，如针刺中极、曲骨、三阴交穴等刺激排尿。

7）健康教育：指导病人养成及时、定时排尿的习惯，教会病人自我放松的正确方法。

8）经上述措施处理无效时，可根据医嘱采用导尿术。

2. 尿失禁

护理措施

1）心理护理：任何原因造成的尿失禁，病人都会产生很大的心理压力，护士应理解、尊重病人，热情地提供必要的帮助，以消除病人紧张、羞涩、焦虑、自卑等情绪。

2）皮肤护理：保持病人会阴部清洁干燥。床上加铺橡胶单和中单或使用尿垫；勤更换床单、尿垫、衣裤等；会阴部经常用温水冲洗；定时按摩受压部位，预防压疮发生。

3）设法接尿：应用接尿装置，女病人可用女式尿壶紧贴外阴接取尿液，男病人可将尿壶放在合适部位接尿，或用阴茎套连接集尿袋，接取尿液，但此法不宜长期使用。

4）留置导尿管引流：长期尿失禁病人，必要时用留置导尿管引流，可持续导尿或定时放尿。

（三）导尿术★★★

女病人导尿术：女性尿道短，长约3～5cm，富于扩张性，尿道外口在阴蒂下方，呈矢状裂，插导尿管时应正确辨认。

初步消毒，其原则由上至下、由外向内。顺序是：阴阜、两侧大阴唇、两侧小阴唇、尿道口，最后一个棉球消毒尿道口至肛门，每个棉球只用一次。再次消毒，原则是由上向下、由内向外。顺序是：尿道口、两侧小阴唇、尿道口，每个棉球只用一次。导尿管轻轻插入尿道4～6cm，见尿流出后再插入1～2cm。如需留尿培养标本，用无菌标本瓶或试管接取中段尿5ml，妥善放置。

男病人导尿术：成年男性尿道全长约18～20cm，有两个弯曲：活动的耻骨前弯、固定的耻骨下弯；三个狭窄：尿道内口、膜部和尿道外口。

初步消毒，顺序为：阴阜、阴茎背侧、阴茎腹侧、阴囊。左手持无菌纱布包住阴茎，后推包皮，自尿道口螺旋向外，严格消毒尿道口、阴茎头、冠状沟，每个棉球限用一次。再次消毒，自尿道口螺旋向外消毒尿道口、阴茎头、冠状沟。左手持无菌纱布包住并提起阴茎，使之与腹壁成60°（使耻骨前弯消失，以利插管）。嘱病人张口呼吸，用另一止血钳持导尿管轻轻插入尿道20～22cm左右，见尿液流出后再插入2cm。若插导尿管遇到阻力，可稍待片刻，嘱病人做深呼吸，再缓缓插入，切忌用力过大增加病人痛苦，甚至造成损伤。

注意事项

（1）严格执行无菌操作，预防泌尿系统感染。

（2）操作前要作好解释和沟通，以保护病人自尊；操作时要遮挡环境，以维护病人隐私。

（3）导尿管选择应粗细适宜，在插入、拔出导尿管时，动作要轻柔，勿用力过大，以免损伤尿道黏膜。

（4）为女病人导尿时，如导尿管误插入阴道，应立即拔出，重新更换无菌导尿管后再插入。

（5）对膀胱高度膨胀且极度虚弱的病人，第一次放尿量不可超过1000ml。因为大量放尿，可使腹腔内压急剧降低，大量血液滞留于腹腔血管内，导致血压下降，出现虚脱，亦可因膀胱内压突然降低，导致膀胱黏膜急剧充血而引起血尿。

（四）导尿管留置术★★★★★

防止逆行感染

1）保持尿道口清洁：女病人用消毒液棉球擦拭外阴及尿道口，男病人用消毒液棉球擦拭尿道口、阴茎头及包皮，每日1～2次。

2）每日定时更换集尿袋，及时排空，并记录尿量。

3）一般导尿管每周更换一次，硅胶导尿管可酌情适当延长更换时间。

4）病人离床活动时，引流管和集尿袋应安置妥当，不可高于耻骨联合，以防尿液逆流。

5）如病情允许，应鼓励病人多饮水，勤更换卧位，通过增加尿量，达到自然冲洗尿道的目的。

6）注意倾听病人的诉说，并经常观察尿液，每周查一次尿常规。若发现尿液混浊、沉淀或出现结晶，应及时进行膀胱冲洗。

7）训练膀胱功能：常采用间歇性夹管方式来阻断引流，使膀胱定时充盈、排空，以促进膀胱功能的恢复。一般每 3～4h 开放一次。

二、排便的护理

（一）粪便的评估★★★★★

1．正常粪便的观察

（1）量与次数：正常成人每日排便 1～3 次。

（2）性状：正常人粪便为成形软便。

（3）颜色：正常成人的粪便呈黄褐色或棕黄色，婴儿的粪便呈黄色或金黄色。

（4）气味：粪便的气味是由于蛋白质食物被细菌分解发酵而产生的，与食物种类有关。

（5）混合物：正常粪便主要为食物残渣，并含有极少量混匀的黏液。

2．异常粪便的观察

（1）次数：成人排便超过每日 3 次，或每周少于 3 次，应视为排便异常。

（2）性状：当消化不良或急性肠炎时，排便次数可增多，且粪便呈糊状或水样。便秘时，粪便干结、坚硬，呈栗子样。直肠、肛门狭窄时，粪便呈扁条形或带状。

（3）颜色：当上消化道出血时，粪便呈漆黑光亮的柏油样便；下消化道出血时呈暗红色便；胆道完全阻塞时呈陶土色便；阿米巴痢疾或肠套叠时，可呈果酱样便；粪便表面有鲜血或排便后有鲜血滴出，多见于肛裂或痔出血的病人。

（4）气味：消化不良的病人，粪便呈酸臭味；上消化道出血的柏油样便呈腥臭味；直肠溃疡或肠癌者，粪便呈腐臭味。

（5）混合物：粪便中混有大量的黏液常见于肠道炎症；伴有脓血者常见于痢疾和直肠癌等；肠道寄生虫感染时，粪便内可见蛔虫、绦虫等。

（二）排便异常的护理★★

1．腹泻

（1）概念：指排便次数增多、粪便稀薄而不成形，甚至呈水样。腹泻常伴有腹痛、恶心、呕吐、肠鸣、里急后重等症状。

（2）护理措施

1）祛除病因：停止进食被污染的饮食，对肠道感染的病人可遵医嘱给予抗生素治疗。

2）卧床休息：可以减少肠蠕动，减少体力消耗，同时应注意腹部保暖。

3）饮食护理：鼓励病人多饮水，给予清淡的流质或半流质饮食，腹泻严重的病人应暂时禁食。

4）防治水、电解质紊乱：按医嘱及时给予止泻剂，并补充电解质，如口服补液盐或静脉输液等，以免出现水、电解质紊乱。

5）皮肤护理：作好肛周皮肤的清洁，减少刺激。每次便后用软纸轻擦肛门，用温水清洗，并在肛门周围涂油膏，以保护局部皮肤。

2．大便失禁

概念：指由于肛门括约肌不受意志控制而不自主地排便。

健康教育：在病情允许的情况下，指导病人摄入足够的液体；教会病人进行肛门括约肌及盆底肌收缩运动锻炼，以利于肛门括约肌恢复控制能力。方法是：病人取坐位、立位或卧位，试作排尿（排便）动作，先慢慢收紧盆底肌肉，再缓缓放松，每次 10s 左右，连续 10 遍，每日 5～10 次，以病人不感到疲乏为宜。

3．便秘

（1）概念：指排便次数减少，无规律性，粪便干燥、坚硬，排便困难。常伴有头痛、腹痛、腹胀、消化不良、食欲缺乏、疲乏无力等症状。

（2）护理措施

腹部按摩：便秘的病人排便时，腹部可按升结肠、横结肠、降结肠的顺序作环行按摩，以刺激肠蠕动，增加腹压，使降结肠的内容物向下移动，促进排便。

遵医嘱给缓泻剂：如番泻叶、果导片等。

采用简易通便剂：使用简易通便剂，以软化粪便，促进排便。常用的有：开塞露、甘油栓等。

灌肠：如以上方法无效，可遵医嘱灌肠。

（三）灌肠法★★★★★

灌肠法分为不保留灌肠法和保留灌肠法两种。不保留灌肠法包括：大量不保留灌肠、小量不保留灌肠和清洁灌肠。现分述如下：

1．大量不保留灌肠

（1）目的

1）软化和清除粪便，解除便秘及肠胀气。

2）清洁肠道，为某些手术、检查或分娩作准备。

3）稀释并清除肠道内有害物质，以减轻中毒。

4）为高热病人降温。

（2）常用灌肠溶液：0.9%氯化钠溶液，0.1%～

0.2%肥皂水。

（3）灌肠溶液的量及温度：成人每次用量约为500～1000ml，小儿用量约为200～500ml。溶液温度为39～41℃，降温时温度为28～32℃，中暑病人可用4℃的0.9%氯化钠溶液。

（4）操作方法

1）备齐用物携至病人床边，核对病人，作好解释，消除顾虑，以取得合作；协助病人排尿；必要时关闭门窗，用屏风遮挡病人。

2）协助病人取左侧卧位，以顺应肠道解剖位置，使溶液能借助重力作用顺利流入肠腔。脱裤至膝部，双腿屈膝，臀部移至床边；将橡胶单和治疗巾或一次性尿布垫于臀下，弯盘置臀边。对不能控制排便的病人，取仰卧位，并将便盆垫于臀下。盖好被子。

3）挂灌肠筒于输液架上，液面距肛门40～60cm。

4）戴手套，润滑肛管前端，连接肛管与灌肠筒，排出管内气体，夹紧橡胶管。

5）左手垫手纸分开病人臀部，显露肛门，嘱病人做排便动作，使肛门括约肌放松，右手持肛管轻轻插入直肠7～10cm，固定肛管，松开止血钳，使溶液缓缓流入。

6）观察筒内液面下降情况和病人反应，如溶液流入受阻，可稍转动或挤压肛管。若病人感觉腹胀或有便意，应适当放低灌肠筒，以减慢流速，并嘱病人张口呼吸，以放松腹部肌肉，减轻腹压。

7）当溶液将流尽时，夹住橡胶管，用卫生纸包住肛管轻轻拔出，放入弯盘内，并擦净肛门。

8）协助病人取舒适卧位，嘱其尽可能保留5～

10min 后排便，使粪便软化。不能下床的病人，给予便盆，将卫生纸、呼叫器放在病人易取处。

9）排便后，及时协助虚弱病人擦净肛门，取出便盆，撤去橡胶单和治疗巾，安置病人，整理床单位，开窗通风。

10）观察大便性状，必要时留取标本送验。

11）清理用物。

12）洗手，在体温单上记录结果。记录的方法是：灌肠后排便 1 次记为 1/E，灌肠后未排便记为 0/E。

（5）注意事项

1）保护病人自尊，尽可能减少病人的肢体暴露，并防止着凉。

2）根据医嘱及评估结果，准确掌握灌肠溶液的温度、浓度、流速、压力和液量。为伤寒病人灌肠时，溶液量不得超过 500ml，压力要低，即液面距肛门不得超过 30cm；肝性脑病病人禁用肥皂水灌肠，以减少氨的产生和吸收；充血性心力衰竭和水钠潴留的病人，禁用 0.9%氯化钠溶液灌肠，减少钠的吸收。

3）灌肠过程中注意观察病情，若病人出现面色苍白、出冷汗、剧烈腹痛、脉速、心慌气急、应立即停止灌肠，并及时通知医生进行处理。

4）降温灌肠时，应保留 30min 后再排出，排便后隔 30min 再测量体温并记录。

5）禁忌证：妊娠、急腹症、严重心血管疾病、消化道出血等病人，禁忌灌肠。

2．小量不保留灌肠　常用于腹部、盆腔手术后，以及保胎孕妇、危重病人、病儿及年老体弱病人等。

（1）目的

1）软化粪便，解除便秘。

2）排除肠道积气，以减轻腹胀。

（2）常用溶液

1）“1、2、3”溶液：即 50%硫酸镁 30ml、甘油 60ml、温开水 90ml。

2）油剂：即甘油 50ml 加等量温开水。

（3）操作方法

1）备齐用物携至床边，核对病人，作好解释，取得合作。其余准备工作同大量不保留灌肠。

2）戴手套，润滑肛管前端，用注洗器吸取灌肠溶液，连接肛管，排气后夹紧。

3）左手垫手纸分开病人臀部，显露肛门，嘱病人做排便动作，使肛门括约肌放松。右手持肛管轻轻插入直肠 7～10cm，固定肛管，松开止血钳，缓缓注入溶液，反复吸液、注液，直至溶液全部注入。

4）最后注入 5～10ml 温开水，完毕，将肛管末端抬高，使之全部流入，然后反折肛管，轻轻拔出，放于弯盘内，并擦净肛门。

5）协助病人取舒适卧位，嘱其尽可能保留 10～20min 后排便，必要时协助病人。

6）观察大便性状，必要时留取标本送检。

7）安置病人，整理床单位，开窗通风，清理用物。

8）洗手，记录。

（4）注意事项

1）每次抽吸灌肠液时，应反折肛管，以防空气进入肠道，造成腹胀。

2）注入灌肠液的速度不可过快，压力宜低，如为小容量灌肠筒，筒内液面距肛门的距离应低于 30cm。

3．清洁灌肠 是反复多次进行大量不保留灌肠的方法。

常用溶液：0.1%～0.2%肥皂液，0.9%氯化钠溶液。

4．保留灌肠 是自肛门灌入药物，保留在直肠或结肠内，通过肠黏膜吸收达到治疗目的。

（1）目的：常用于镇静、催眠、治疗肠道内感染等。

（2）常用溶液：遵医嘱准备药物种类及剂量，一般药量不超过 200ml，温度为39~41℃。

1）镇静、催眠：用 10%水合氯醛，剂量遵医嘱。

2）治疗肠道内感染：用 2%小檗碱、0.5%～1%新霉素及其他抗生素等，剂量遵医嘱。

（3）操作方法

根据病情安置不同卧位，如慢性细菌性痢疾，病变多在乙状结肠和直肠，采用左侧卧位为宜；阿米巴痢疾病变多在回盲部，采取右侧卧位，以提高治疗效果。

左手垫手纸分开病人臀部，显露肛门，嘱病人做排便动作，使肛门括约肌放松，右手持肛管轻轻插入直肠 10～15 cm，固定肛管，松开止血钳，缓缓注入药液，反复吸液、注液，直至药液全部注入。协助病人取舒适卧位，嘱其尽可能保留 1h 以上，使药物充分吸收。

（4）注意事项

1）灌肠前了解目的及病变部位，以便确定适当的卧位和肛管插入的深度。

2）为提高疗效，保留灌肠在晚间睡眠前灌入为宜。灌肠前先嘱病人排便、排尿，并选择较细的肛管，插入要深，液量要少，压力要低，以便于有效保留药液，使肠黏膜充分吸收。

3）对肛门、直肠、结肠等手术后及大便失禁的病人，均不宜作保留灌肠。

（四）排气护理★★★

肛管排气法

润滑肛管前端后轻插入直肠 15～18cm

注意事项：保留肛管一般不超过 20min，因为长时间留置肛管，会降低肛门括约肌的反应，甚至导致括约肌永久性松弛；必要时可间隔 2～3h，再重复插管排气。

第十一节　药物疗法和过敏试验法

一、给药的基本知识

（一）药物的保管

（1）药柜应放在通风、干燥、光线充足但避免阳光直射处；药柜应由专人负责保管，并保持整洁。

（2）各种药品按内服、外用、注射、剧毒等分类放置，并按有效期先后顺序排列，先领先用，以免失效。剧毒药和麻醉药，应加锁保管，专人负责，专本登记，班班交接。

（3）药瓶应有明显标签，标签颜色应根据药物种类进行选择，一般内服药用蓝色边，外用药用红色边，剧毒药用黑色边的标签。标签应注明中英文药名、剂量或浓度，要求字迹清晰，标签完好。

（4）药品质量应定期检查，如发现药品有混浊、沉淀、变色、潮解、变性、异味等现象，或超过有效期，均不能使用。

（5）根据药物的不同性质，妥善保存。

1）容易挥发、潮解、风化的药物：应装密封瓶并盖紧。如乙醇、糖衣片、酵母片等。

2）容易氧化和遇光变质的药物：应装在深色密盖瓶中，或放在有黑纸遮盖的纸盒中，并置于阴凉处。如盐酸肾上腺素、维生素 C、氨茶碱等。

3）易燃、易爆的药物：应单独存放，并密闭置于阴凉处，同时远离明火，以防意外。如乙醚、乙醇、环氧乙烷等。

4）易被热破坏的药物：应按要求冷藏在 2～10℃的冰箱内，或置于阴凉干燥处（约 20℃）。如各种疫苗、抗毒血清、白蛋白、青霉素皮试液等。

（二）药物治疗原则

1. 给药的途径

给药的途径是根据药物的性质、剂型、组织对药物的吸收情况、治疗需要而决定的。给药途径包括：口服、吸入、舌下含化、外敷、直肠给药、注射（皮内、皮下、肌内、静脉注射）等。

2. 给药的次数和时间★★★★★

给药的次数和时间取决于药物的半衰期和人体的生理节奏，以维持血液中有效的血药浓度，发挥最大药效。临床给药的次数、时间和部位常用外文缩写来描述（表 1-2）。

表 1-2　医院常用外文缩写及中文译意

外文缩写	中文译意	外文缩写	中文译意
qm	每晨1次	q2h	每2h1次
qn	每晚1次	q3h	每3h1次
qd	每日1次	q4h	每4h1次
bid	每日2次	q6h	每6h1次
tid	每日3次	am	上午
qid	每日4次	pm	下午
qod	隔日1次	12n	中午12点
biw	每周2次	12mn	午夜12点
qh	每1h1次	hs	临睡前
ac	饭前	PO	口服
pc	饭后	ID	皮内注射
st	立即	H	皮下注射
prn	需要时（长期）	IM/im	肌内注射
sos	必要时(限用1次，12h内有效)	IV/iv	静脉注射
DC	停止	iv drip	静脉滴注

二、口服给药法

口服给药是最常用、最方便，既经济又安全的给药方法。

1）　固体药：用药匙取，药粉或含化药应用纸包好。

2）　液体药：用量杯量取。

3）　药液不足 1ml、油剂、按滴计算的药液：应用滴管吸取药液。药杯内应先倒入少量温开水，以免药液附着杯壁，影响剂量准确；滴药时应稍倾斜滴管，以保证药量准确，1ml 按 15 滴计算。

1. 发药

发药前由两人再根据服药本重新核对一遍，无误后方可发药。

协助病人服用药物，确认病人服下后方可离开。

对危重病人，护士应喂服；鼻饲病人应将药物研碎、溶解，再由胃管注入。

2. 发药后处理

（1）服药后，收回药杯，先浸泡消毒，再冲洗清洁，消毒备用；盛油剂的药杯，应先用纸擦净再消毒；一次性药杯应集中消毒再按规定处理。清洁药盘及药车。

（2）注意观察药物疗效及不良反应，发现异常，及时联系医生，进行处理。

3. 注意事项★★★★

（1）发药前应了解病人有关资料，如病人因特殊检查或手术而禁食，或病人不在，不能当时服药，应将药物带回保管，适时再发或进行交班。

（2）发药时，如病人提出疑问，应重新核对，确认无误，再耐心解释，协助服药；如更换药物或停药，应及时告知病人。

（3）根据药物性能，指导病人合理用药，以提高疗效，减少不良反应。具体要求如下

1）某些对牙齿有腐蚀作用或使牙齿染色的药物：如酸剂、铁剂，服用时应避免与牙齿接触，可由饮水管吸入，服后再漱口。

2）刺激食欲的药物：宜在饭前服，以刺激舌的味觉感受器，使胃液大量分泌，增进食欲。

3）对胃黏膜有刺激的药物或助消化药：宜在饭后服用，使药物与食物充分混合，以减少对胃黏膜的刺激，例如：红霉素、布洛芬、氨茶碱、阿司匹林等刺激药物均可饭后服用。健胃消食片有健胃和消食的功能，健胃时饭前服用，消食时可饭后服用，利于食物的消化。

4）止咳糖浆：对呼吸道黏膜起安抚作用，服后不宜立即饮水。如同时服用多种药物，应最后服用止咳糖浆，以免冲淡药液，使药效降低。

5）磺胺类药物：服药后指导病人多饮水，以防因尿少而析出结晶，堵塞肾小管。

6）发汗类药：服药后指导病人多饮水，以增强药物疗效。

7）强心苷类药物：服用前，应先测脉率、心率，并注意节律变化。如脉率低于60次/分或节律不齐，则应停止服用，及时与医生联系，酌情处理。

（4）发药后，应密切观察药物疗效和不良反应。

三、雾化吸入疗法

（一）超声雾化吸入法★★★★★

特点：雾量大小可以调节；雾滴小而均匀，直径在5μm以下，药液随着深而慢的吸气可到达终末细支气管及肺泡。

1. 目的

（1）湿化呼吸道，稀释痰液，帮助祛痰，改善通气功能。常用于气管切开术后、痰液黏稠等。

（2）预防和控制呼吸道感染，以消除炎症，减轻呼吸道黏膜水肿，保持呼吸道通畅。常用于胸部手术前后、呼吸道感染等。

（3）解除支气管痉挛，使气道通畅，改善通气状况。常用于支气管哮喘等病人。

（4）治疗肺癌，可间歇吸入抗癌药物以达到治疗效果。

2．常用药物及其作用

（1）预防和控制呼吸道感染，如庆大霉素等抗生素。

（2）解除支气管痉挛，如氨茶碱、沙丁胺醇等。

（3）稀化痰液，帮助祛痰，如 α-糜蛋白酶等。

（4）减轻呼吸道黏膜水肿，如地塞米松等。

3．注意事项

水槽和雾化罐切忌加温水或热水；在使用过程中，如发现水槽内水温超过 50℃或水量不足，应先关机，再更换冷蒸馏水；如发现雾化罐内药液过少，影响正常雾化，可增加药量，但不必关机，只需从盖上小孔向内注入即可。

（二）氧气雾化吸入法★★

1．目的

（1）预防和控制呼吸道感染，消除炎症，减轻水肿。

（2）解除支气管痉挛，改善通气功能。

（3）稀化痰液，促进咳嗽，帮助祛痰。

2．操作方法

（1）护士洗手，戴口罩，核对医嘱。

（2）氧气雾化吸入器连接完好，不漏气。抽吸并稀释药液，注入药杯，药量在规定刻度内。

（3）备齐用物，携至床旁，核对病人，作好解释，以取得合作。初次治疗，应教给病人使用方法。

（4）连接氧气装置与雾化器，氧气湿化瓶内不放水，调节氧流量达6～8L/min。

（5）协助病人取舒适体位，指导病人手持雾化器，口含嘴放入口中，嘱病人紧闭口唇深吸气，呼气用鼻，使药液充分到达支气管及肺部，更好地发挥药效。如此反复至药液吸完。

（6）吸入完毕，取下雾化器，关闭氧气开关。

（7）协助病人清洁口腔，整理床单位，清理用物。

（8）观察氧气雾化吸入的治疗效果，洗手并记录。

3．注意事项

（1）氧气湿化瓶内不放水，以防液体进入雾化器内使药液稀释。

（2）在氧气雾化吸入过程中，应注意安全用氧，严禁接触烟火及易燃品。

四、注射给药法

（一）注射原则★★

1．严格遵守无菌操作原则

（1）操作环境整洁，符合无菌技术要求。

（2）注射前护士应洗手，戴口罩，衣帽整洁；注射后再次洗手。

（3）无菌注射器的空筒内面、活塞、乳头及针头的针梗、针尖，均应保持无菌。

（4）消毒注射部位皮肤，并保持无菌。常规消毒法：用棉签蘸2%碘酊，以注射点为中心，由内向外呈螺旋形涂擦，直径应在5cm以上，待碘酊干后用70%乙醇同法脱碘，待干后，方可注射；使用0.5%碘伏消毒：用棉签以同法消毒两遍，不需脱碘。

2．严格执行查对制度

（1）认真执行“三查七对”，在注射前、中、后均应仔细查对。

（2）仔细检查药物质量，如发现药液有混浊、沉淀、变色、变质，药物已过有效期，以及安瓿有裂痕等现象，则不可应用。

（3）如同时注射几种药物，应注意查对药物有无配伍禁忌。

3．严格执行消毒隔离制度

（1）注射用物应做到一人一套，包括注射器、针头、棉垫、止血带。

（2）所有物品按消毒隔离制度处理，一次性物品按规定进行分类处理，不可随意丢弃。

4．选择合适的注射器和针头 根据药物的剂量、黏稠度、刺激性的强弱、注射部位，选择合适的注射器和针头。

选择一次性注射器应型号合适，在有效期内，包装密封好。注射器应完整无裂痕，不漏气；针头应锐利、无钩、无弯曲；注射器和针头必须衔接紧密。

5．选择合适的注射部位 选择注射部位应防止损伤神经和血管。局部皮肤应无损伤、炎症、硬结、瘢痕、皮肤病。长期注射的病人，应经常更换注射部位。

6．注射药液应现用现配 注射药液应在规定注射时间前临时抽取，以防药液效价降低或被污染。

7．排尽空气 进针前应排尽注射器内的空气，以防空气进入血管形成栓塞；排气时应注意防止浪费药液。

8．掌握合适的进针角度和深度 根据注射法的不同，掌握正确的进针角度和深度，注意不可把针梗全部刺入注射部位。

9．注药前检查回血 进针后注入药物前，应抽动活塞，检查有无回血。皮下注射、肌内注射如有回血，应拔出针头，更换部位后重新进针，不可将药液直接注入血管内；静脉注射必须见回血后，方可注入药液。

10．减轻病人疼痛的注射技术

（1）解除病人思想顾虑，分散注意力，协助病人取合适体位，使肌肉松弛，便于进针。

（2）注射时做到“两快一慢”，即进针快、拔针快、推药慢，且注药速度应均匀。

（3）注射刺激性强的药液，应选择粗长针头，且进针要深。同时注射多种药物时，应先注射刺激性较弱的，再注射刺激性强的药物，以减轻疼痛感。

（二）各种注射法★★★★★

1．皮内注射法（ID） 是将少量无菌药液注入表皮和真皮之间的方法。

（1）目的

1）用于各种药物过敏试验，以观察是否有过敏反应。

2）用于预防接种。

3）是局部麻醉的先驱步骤。

（2）部位

1）药物过敏试验：取前臂掌侧下段。因该处皮肤较薄，易于注射，且皮肤颜色较淡，易于判断局部反应。

2）预防接种：常选择上臂三角肌下缘。

3）局部麻醉的先驱步骤：选在需要局部麻醉的部位。

选择注射部位，用 70%乙醇棉签消毒皮肤待干，再次查对，检查排尽空气。

左手绷紧皮肤，右手持注射器，并用示指固定针栓，使针头斜面向上，和皮肤呈 5°角刺入皮内。

待针头斜面完全进入皮内后，将注射器放平，注入 0.1ml 药液，药量应准确，使局部隆起形成半球状的皮丘，并可见皮肤变白，毛孔显露。

注射完毕，迅速拔出针头，勿用棉签按压。

再次查对，交代注意事项，嘱病人切勿揉擦局部，不要离开病室，20min 后观察结果，如有不适立即告知护士。

如需做对照试验，应用另一注射器和针头，在另一前臂的相同部位，注入 0.9%氯化钠溶液 0.1ml，20min 后，观察对照反应。

2．皮下注射法（H） 皮下注射法是将少量无菌药液注入皮下组织的方法。

（1）目的

1）不能或不宜经口服给药，而需在一定时间内达到药效时采用。

2）预防接种。

3）局部麻醉用药。

（2）部位：常用的有上臂三角肌下缘、腹部、后背、大腿前侧及外侧。

左手绷紧皮肤，右手持注射器，示指固定针栓，针头斜面向上，并与皮肤呈 30～40°角，迅速刺入针梗的 1/2～2/3。

（3）注意事项

1）严格执行查对制度、无菌操作原则及消毒隔离原则。

2）注射少于 1ml 的药液，应用 1ml 注射器，以保证注入剂量准确。

3）进针角度不宜超过 45°，以免刺入肌层；如病人过瘦可捏起局部皮肤，并适当减小进针角度。

4）如病人需长期进行皮下注射，应建立注射部位的使用计划，经常更换，轮流注射，以利药物的吸收。

3．肌内注射法（IM/im） 是将无菌药液注入肌肉组织的方法。

（1）目的：用于不宜或不能口服、皮下注射、静脉注射，且要求迅速产生疗效者。

（2）部位：应选择肌肉丰厚，且离大神经、大血管较远的部位，其中最常用的是臀大肌，其次为臀中肌、臀小肌、股外侧肌、上臂三角肌。

臀大肌注射定位法：包括十字法和连线法。① 十字法：先从臀裂顶点向左或右侧划一水平线，再从髂嵴最高点作一垂直平分线，将一侧臀部分为 4 个象限，其外上象限并避开内角，即为注射部位。② 连线法：取髂前上棘和尾骨连线的外上 1/3 处，即为注射部位。

上臂三角肌注射定位法：为上臂外侧，自肩峰下 2～3 横指处。该处方便注射，但肌肉分布较薄，适宜作小剂量注射。

（3）体位：常取的体位包括：

1）侧卧位：要求上腿伸直并放松，下腿稍弯曲。

2）俯卧位：要求足尖相对，足跟分开，并将头偏向一侧。

3）仰卧位：臀中肌、臀小肌注射时采用，常用于危重和不能自行翻身的病人。

4）坐位：坐椅应稍高，以便于操作，常用于门诊、急诊病人。

用左手拇指和示指绷紧皮肤，右手持针，以中指固定针栓，如握毛笔姿势，针头与注射部位呈90°角，迅速刺入肌肉内，深度约为针梗的2/3。

（4）注意事项

1）严格执行查对制度、无菌操作原则及消毒隔离制度。

2）2岁以下婴幼儿不宜进行臀部肌内注射，因其臀部肌肉较薄，可导致肌肉萎缩，或损伤坐骨神经。

3）需长期进行肌内注射的病人，注射部位应交替使用，以避免硬结的发生，必要时可热敷或进行理疗。

4）如两种药液同时注射，应注意配伍禁忌。

4．静脉注射法（IV/iv） 是自静脉注入无菌药液的方法。

（1）目的

1）药物不宜口服、皮下或肌内注射时，需迅速产生药效，可采用静脉注射法。

2）由静脉注入药物，用于诊断性检查。

3）用于输液或输血。

4）用于静脉营养治疗。

（2）部位：常用的有肘部的贵要静脉、正中静脉、头静脉，及腕部、手背、足背、踝部等处的浅静脉。

在穿刺部位的肢体下垫小垫枕，在穿刺部位的上方约 6cm 处扎紧止血带，注意止血带的末端应向上。

用左手拇指绷紧静脉下端皮肤，右手持注射器，示指固定针栓，使针头斜面向上，并与皮肤呈 15°～30°角，由静脉上方或侧方刺入皮下，再沿静脉方向潜行刺入静脉。

见回血后，证实针头已刺入静脉，可顺静脉方向再进针少许。

（3）注意事项

1）严格执行查对制度、无菌操作原则及消毒隔离制度。

2）静脉注射应选择粗、直、弹性好、易于固定的静脉，并避开关节及静脉瓣。如需长期静脉给药者，应有计划地由远心端到近心端选择静脉进行注射。

3）静脉推注药液的速度，应根据病人的年龄、病情和药液的性质严格掌握；在注射过程中，应随时倾听病人的诉说，观察局部及病情变化。若局部出现肿胀疼痛，则提示针头滑出静脉，应拔出针头，更换部位，重新进行注射。

4）对组织有强烈刺激的药物，注射前应先抽吸少量 0.9%氯化钠溶液，进行静脉穿刺，成功后，注入少量 0.9%氯化钠溶液，证实针头确在静脉内，再更换抽有药液的注射器缓慢注液，以防药液外溢，造成组织坏死；在推注药液过程中，应定期试抽回血，以检查针头是否在静脉内。

（4）静脉注射失败的常见原因

1)针头未完全刺入静脉，针尖斜面一半在静脉内，一半在静脉外，抽吸有回血，注药时部分药液溢出至皮下，使局部皮肤隆起，病人有疼痛感。

2)针头刺入较深，针尖斜面一半穿破对侧静脉壁，抽吸可有回血，注药时部分药液溢出至深层组织，病人有疼痛感，如只推注少量药液，局部不一定隆起。

3）针头刺入过深，针尖穿透对侧静脉壁，抽吸无回血。

4）针头刺入过浅，或因松解止血带，致针头未刺入静脉，抽吸无回血。

5. 股静脉注射法

（1）定位方法：在股三角区，髂前上棘和耻骨结节连线的中点与股动脉相交，股动脉内侧 0.5cm 处，即为股静脉。

操作者右手持注射器，针头与皮肤呈 90°或 45°角，在股动脉内侧 0.5cm 处刺入；抽动活塞，见暗红色血液，则提示针头已达股静脉。

注射完毕，快速拔针后局部用无菌纱布加压止血 3～5min，以防止出血或形成血肿。

（2）注意事项：股静脉穿刺时，如抽出鲜红色血液，则提示针头刺入股动脉，应立即拔出针头，用无菌纱布紧压穿刺处 5～10min，直至无出血，再改由另一侧股静脉穿刺。

五、药物过敏试验法

1. 青霉素过敏反应的预防

（1）使用青霉素前必须做皮肤过敏试验，试验前应详细询问病人的用药史、过敏史、家族史；病人如有青霉素过敏史，应禁止做过敏试验；病人已进行青霉素治疗，如停药 3d 后再用，或用药中更换药物批号，均应重新作过敏试验，结果阴性方可使用。

（2）青霉素皮试液应现用现配，因青霉素皮试液极不稳定，特别是在常温下易产生降解产物，导致过敏反应。

（3）青霉素过敏试验和注射前均应做好急救的准备工作，备好盐酸肾上腺素和注射器等。

（4）护士应加强工作责任心，严格执行“三查七对”制度。

（5）严密观察病人，首次注射后应观察30min，以免发生迟缓性过敏反应。同时，注意倾听病人主诉。

（6）皮试结果阳性者禁止使用青霉素，及时报告医生，在体温单、医嘱单、病历、床头卡、门诊病历上醒目地注明，并告知病人及其家属。

2. 青霉素过敏试验的方法

（1）皮内试验液（皮试液）的配制

1）青霉素皮试液的标准：每毫升含青霉素200～500U。

2）青霉素皮试液的具体配制方法：以一瓶80万U青霉素为例，加入0.9%氯化钠溶液4ml，则每毫升含20万U。

取上液0.1ml，加0.9%氯化钠溶液至1ml，则每毫升含2万U。

取上液0.1ml，加0.9%氯化钠溶液至1ml，则每毫升含2000U。

取上液0.1ml，加0.9%氯化钠溶液至1ml，则每毫升含200U，即成青霉素皮试液。

3）注意事项：配制青霉素皮试液须用0.9%氯化钠溶液进行稀释；每次配制皮试液时，均应将溶液混匀；配制方法应正确，剂量应准确。

（2）试验方法：对无过敏史的病人，按皮内注射的方法在前臂掌侧下段注射青霉素皮试液 0.1ml（含青霉素 20～50U），20min 后观察、判断，并正确记录皮试结果。

（3）试验结果的判断

① 阴性：皮丘大小无改变，周围不红肿，无红晕，无自觉症状，无不适表现；

② 阳性：局部出现皮丘隆起、红晕硬块，直径大于 1cm 或周围有伪足、局部有痒感，严重时可出现过敏性休克。

3．青霉素过敏反应的临床表现 青霉素过敏反应的临床表现多种多样，其中最严重的是过敏性休克。

（1）过敏性休克：过敏性休克可发生在做青霉素过敏试验过程中，或注射青霉素后，一般在数秒或数分钟内呈闪电式发生，也有的在半小时后出现，极少数病人发生在连续用药的过程中。

1）呼吸道阻塞症状：由于喉头水肿、肺水肿，病人感觉胸闷，出现气急、发绀，喉头堵塞伴濒危感。

2）循环衰竭症状：由于周围血管扩张，导致有效循环血量不足，病人面色苍白、出冷汗、脉细弱、血压下降等。

3）中枢神经系统症状：由于脑组织缺氧，病人出现头晕、眼花、面部及四肢麻木、意识丧失、抽搐、大小便失禁等。

4）皮肤过敏症状：病人出现瘙痒、荨麻疹及其他皮疹。

（2）血清病型反应：一般于用药后 7～12d 发生，临床表现和血清病相似，病人有发热、皮肤瘙痒、荨麻疹、腹痛、关节肿痛、全身淋巴结肿大等。

（3）各器官或组织的过敏反应

1）皮肤过敏反应：表现为皮肤瘙痒、皮疹（荨麻疹）、皮炎，严重者可发生剥脱性皮炎。

2）呼吸道过敏反应：可引起哮喘或诱发原有的哮喘发作。

3）消化系统过敏反应：可引起过敏性紫癜，主要症状是腹痛和便血。

4. 青霉素过敏性休克的处理

（1）立即停药，就地抢救，使病人平卧，注意保暖，同时报告医生。

（2）首选盐酸肾上腺素注射。此药可收缩血管、增加外周阻力、兴奋心肌、增加心排出量、松弛支气管平滑肌，是抢救过敏性休克的首选药物。

（3）立即给予氧气吸入，以纠正缺氧，改善呼吸；如呼吸受抑制，应立即进行人工呼吸，按医嘱应用呼吸兴奋剂，可肌内注射尼可刹米或洛贝林等；如出现喉头水肿影响呼吸，应立即配合医生准备气管插管或施行气管切开术。

（4）根据医嘱给药

1）给予地塞米松 5～10mg 静脉注射，或用氢化可的松 200mg 加入 5%或 10%葡萄糖液 500ml 静脉滴注，此药为抗过敏药物，可迅速缓解症状；

2）根据病情给予升压药物，如多巴胺、间羟胺等；

3）给予纠正酸中毒和抗组胺类药物。

（5）病人出现心跳呼吸骤停，应立即进行心肺复苏，抢救病人。

（6）密切观察病人体温、脉搏、呼吸、血压、尿量及其他病情变化，做好病情动态的详细护理记录。

注意病人未脱离危险期，不宜搬动。

（二）其他药物过敏试验法★★★★★

破伤风抗毒素过敏试验法

（1）皮试液的配制

1）破伤风抗毒素皮试液的标准：每毫升含破伤风抗毒素150IU。

2）破伤风抗毒素皮试液的具体配制方法：以一支破伤风抗毒素（1ml，1500IU）为例，取出0.1ml药液，加0.9%氯化钠溶液稀释到1ml，则每毫升含150IU，即成破伤风抗毒素皮试液。

（2）试验方法：按皮内注射的方法在前臂掌侧下段注射TAT皮试液0.1ml（含破伤风抗毒素15IU），20min后进行观察、判断，并正确记录皮试结果。

（3）试验结果的判断及处理：① 阴性：局部无红肿，全身无反应；② 阳性：局部皮丘红肿、硬结，直径大于1.5cm，红晕直径超过4cm，有时出现伪足、有痒感。全身过敏反应、血清病型反应与青霉素过敏反应相同。

当试验结果不能肯定时，应作对照试验；如试验结果确定为阴性，应将余液0.9ml作肌内注射；如试验结果证实为阳性，通常采用脱敏注射法。

（4）脱敏注射法：脱敏注射法是给过敏试验阳性者分多次少剂量注射药液，以达到脱敏目的的方法。体方法为：分4次，小剂量并逐渐增加，每隔20min肌内注射1次，每次注射后均应密切观察（表1-3）。

表 1-3 破伤风抗毒素脱敏注射法

次数	TAT（ml）	加0.9%氯化钠溶液（ml）
1	0.1	0.9
2	0.2	0.8
3	0.3	0.7
4	余量	稀释至1ml

在脱敏注射过程中，如发现病人有全身反应，如面色苍白、气促、发绀、荨麻疹等，或过敏性休克时，应立即停止注射，并通知医生，迅速处理。如反应轻微，可待反应消退后，酌情将每次注射的剂量减少，同时增加注射次数，以顺利注入所需的全部药液。

第十二节 静脉输液和输血法

一、静脉输液法

（一）静脉输液的目的★

（1）补充水分和电解质，以纠正水、电解质紊乱，维持酸碱平衡。常用于各种原因导致的脱水、酸碱平衡失调等病人。

（2）补充营养，供给热能。常用于慢性消耗性疾病、不能经口进食等病人。

（3）输入药物，达到控制感染、治疗疾病的目的。常用于各种中毒、严重感染等病人。

（4）补充血容量，改善微循环，维持血压。常用于抢救严重烧伤、大出血、休克等病人。

（5）输入脱水剂，降低颅内压，达到利尿消肿的目的。

（二）常用溶液和作用★★★★★

1．晶体溶液

（1）葡萄糖溶液：常用的是5%葡萄糖溶液及10%葡萄糖溶液，可供给水分和热能。

（2）等渗电解质溶液：供给水分、电解质，常用的有 0.9%氯化钠、5%葡萄糖氯化钠、复方氯化钠等溶液。

（3）碱性溶液：可纠正酸中毒，调节酸碱平衡，常用 5%碳酸氢钠、11.2%乳酸钠溶液等。

（4）高渗溶液：用于利尿脱水，常用 20%甘露醇、25%山梨醇、25%～50%葡萄糖等溶液。

2．胶体溶液

（1）右旋糖酐：常用的溶液分两种：① 中分子右旋糖酐：可提高血浆胶体渗透压，扩充血容量；② 低分子右旋糖酐：可降低血液黏稠度，改善微循环。

（2）代血浆：增加血浆渗透压及循环血量，常用羟乙基淀粉（706）、氧化聚明胶和聚维酮等溶液。可在急性大出血时与全血共用。

（3）浓缩白蛋白注射液：可提高胶体渗透压，补充蛋白质，减轻组织水肿。

（4）水解蛋白注射液：用以补充蛋白质，纠正低蛋白血症，促进组织修复。

3．静脉营养液 用于供给病人热能，维持正氮平衡，补充多种维生素及矿物质。常用复方氨基酸、脂肪乳剂等。

（三）常用静脉输液法★★★★★

1. 周围静脉输液法 包括密闭式输液法、开放式输液法、静脉留置针输液法。

（1）操作方法

1）密闭式输液法

① 根据医嘱，带止血带、输液架至病人床旁，呼唤病人进行核对，向清醒病人解释输液的目的、注意事项，以取得病人合作，选择合适的静脉，调节输液架高度，嘱病人排便、排尿。

② 护士洗手、戴口罩，根据医嘱填写输液卡、备药。认真核对药物的名称、浓度、剂量和有效期，检查瓶口有无松动、瓶身有无破裂现象，对光线检查药液的质量，观察有无混浊、沉淀、絮状物等。去除铝盖中心部分，套上瓶套，常规消毒瓶口，按医嘱加入所需药物后应再将药液检查一次。将填好的输液卡倒贴在输液瓶上。

③ 检查输液器在有效期之内，型号合适，外包装无破损、密封良好；打开输液器，关闭调节器，将输液器针头插入瓶塞至针头根部，整理。再次查对，并请两人核对。

④ 备齐用物携至床旁，再次核对病人，作好解释。

⑤ 倒挂输液瓶于输液架上，进行第一次排气。将茂菲滴管倒置，并用手挤压，然后松开，待茂菲滴管内液面达 1/3～1/2 满，关闭调节器（或用拇指反折滴管下的输液管），将茂菲滴管顺置后打开调节器（或松开拇指），使药液顺输液管缓慢流下至输液管与头皮针相交处，关闭调节器。

⑥ 协助病人取舒适体位，选好输液部位，垫小垫

枕，扎止血带，选择静脉（一般选择手背静脉网），确定穿刺点，注意避开关节及静脉瓣，松开止血带。

⑦ 2%碘酊消毒穿刺部位皮肤，备输液贴，在穿刺点上方6cm处扎止血带，嘱病人握拳，使静脉充盈，用70%乙醇脱碘。

⑧ 再次查对，进行二次排气。去除头皮针针帽，打开调节器，排尽空气，关闭调节器，检查无气泡。

⑨ 进行静脉穿刺，见回血再将针头平行进入少许，固定针柄，“三松”（松开止血带和调节器，嘱病人松拳）。如输液通畅，即可用输液贴固定。

⑩ 调节滴速：一般成人40～60滴/分，儿童20～40滴/分。

⑪ 协助病人取舒适卧位，再次查对，交代注意事项，如不可随意调节滴速，注意保护输液部位，如发现溶液不滴、输液部位肿胀、疼痛及全身不适应，及时呼叫（将呼叫器放在病人易取处），以便及时处理。

⑫ 整理床单位，清理消毒用物。

⑬ 洗手，记录输液时间、滴速，护士签全名。

⑭ 在输液过程中应定时巡视，随时观察病人反应及输液情况。

⑮ 如需连续输液，应及时更换输液瓶。其方法为：查对后，先去除铝盖中心部分，套上瓶套，常规消毒瓶塞后，按医嘱加入所需药物，挂于输液架上，从第一瓶内拔出输液针头，插入第二瓶内，待输液畅通后方可离开病人。每次更换均应记录。

⑯ 输液完毕，关闭调节器，除去输液贴，用无菌纱布轻按压穿刺点上方，迅速拔出针头，按压片刻至不出血。

⑰ 安置病人，整理床单位，清理消毒用物，洗手，记录。

2）静脉留置针输液法：协助病人取舒适体位，选好输液部位，垫小垫枕，选择粗、直、弹性好、清晰的静脉，确定穿刺点，在其上方 10cm 处扎止血带，常规消毒皮肤。

3）头皮针输液法：在静脉穿刺时优先选择的血管是手背静脉网。成人常用的是 7 号头皮针。

留置针一般可保留 3～5d，最多不超过 7d，并注意保护相应肢体，一旦发现针管内有回血，应立即用肝素液冲洗，以免堵塞管腔。

2．颈外静脉插管输液法

（1）穿刺部位：在下颌角与锁骨上缘中点连线的上 1/3 处，颈外静脉外侧缘进针。

（2）注意事项

1）置管后，如发现硅胶管内有回血，应立即用肝素液冲洗，以免堵塞管腔。

2）每天更换敷料，并用碘伏消毒穿刺点及周围皮肤。

3）拔管时，应注意动作轻柔，以免硅胶管折断。

（四）输液速度的调节★★★★★

1．调节输液速度的原则

（1）输液速度应根据病人的年龄、病情、药物性质进行调节，一般成人 40～60 滴 / 分，儿童 20～40 滴 / 分。

（2）对年老、体弱、婴幼儿、有心肺疾患的病人输入速度宜慢；对严重脱水、心肺功能良好的病人输液速度可适当加快。

（3）一般溶液输入速度可稍快；而高渗盐水、含钾药物、升压药物等输入速度宜慢。

2．输液速度的计算 在输液过程中，溶液每毫升的滴数（滴/毫升）称为该输液器的滴系数。各厂家生产的输液器滴系数不同，临床常用的有10、15、20、50等几种型号。静脉输液的速度及输液所用时间的计算方法如下：

（1）已知输入液体的总量和预计输完所用的时间，求每分钟滴数。

每分钟滴数＝液体的总量（ml）×滴系数（滴/毫升）/输液所用时间（min）

（2）已知输入液体的总量和每分钟滴数，求输完液体所用的时间。

输液所用时间（h）＝液体的总量（ml）×滴系数（滴/毫升）/每分钟滴数（滴/分）×60（min）

（五）常见输液故障和处理★★★★★

1．溶液不滴

（1）针头滑出静脉外：液体注入皮下组织，表现为局部肿胀、疼痛；应拔针并更换针头，另选静脉重新穿刺。

（2）针头斜面紧贴静脉壁：表现为液体滴入不畅或不滴；应调整针头位置或适当变换肢体位置。

（3）确定针头阻塞：表现为药液不滴，轻轻挤压输液管有阻力，且无回血，可确定针头阻塞；应拔针并更换针头，重新穿刺。

（4）压力过低：由于输液瓶位置过低、病人肢体抬举过高或周围循环不良所致；可适当抬高输液架高度，以升高输液瓶，加大压力，或放低病人肢体。

（5）静脉痉挛：由于病人所穿刺肢体长时间暴露在冷环境中，或所输入的药液温度过低，导致静脉痉挛；可进行局部热敷、按摩，使静脉扩张，促进血液循环。

2．茂菲滴管内液面过高

（1）如滴管侧壁无调节孔，可将输液瓶取下并倾斜，使瓶内针头露出液面，待滴管内液面降至所需高度时，即可挂回输液架上，继续输液。

（2）如滴管侧壁有调节孔，可夹闭滴管上端的输液管，打开调节孔，待液面降至所需高度时，将调节孔关闭，并松开上端的输液管。也可采用与滴管侧壁无调节孔相同的方法进行处理。

3．茂菲滴管内液面过低

（1）不论滴管侧壁有无调节孔，均可夹闭滴管下端的输液管，用手挤压滴管，待滴管内液面升至所需高度时，即可松开下端输液管，继续输液。

（2）如滴管侧壁有调节孔，还可夹闭滴管下端的输液管，打开调节孔，当液面升高至所需高度时，即可关闭调节孔，松开下端输液管，继续输液。

4．茂菲滴管内液面自行下降 输液过程中，如茂菲滴管内液面自行下降，应检查滴管上端输液管与茂菲滴管有无漏气或裂隙，必要时更换输液器。

（六）常见输液反应及护理★★★★★

1．发热反应

2．循环负荷过重（急性肺水肿）

（1）临床表现：在输液过程中，病人突然出现呼吸困难，感到胸闷、气促，咳嗽、咳粉红色泡沫样痰，严重时痰液可由口鼻涌出，肺部可闻及湿啰音，心率快、心律不齐。

（2）原因：由于输液速度过快，在短时间内输入液体量过多，导致循环血量急剧增加，心脏负荷过重。

（3）护理措施

1）预防：输液时应严格控制输液速度及输液量，对心肺功能不良的病人、年老体弱的病人和婴幼儿更应慎重，并密切观察。

2）发现肺水肿症状，应立即停止输液，并通知医生，进行紧急处理。

3）协助病人取端坐位，两腿下垂，以减少下肢静脉血回流，减轻心脏负担。

4）给予高流量吸氧，使肺泡内压力增高，从而减少肺泡内毛细血管渗出液的产生；同时，可将湿化瓶内放入20%～30%乙醇，再进行氧气吸入，因为乙醇可以减低肺泡内泡沫的表面张力，使泡沫破裂消散，以此改善肺部气体交换，减轻缺氧症状。

5）遵医嘱给予扩血管药、平喘药、强心剂、利尿剂等。

6）必要时进行四肢轮流结扎：即用止血带或血压计袖带给四肢适当加压，以阻断静脉血流（动脉血流保持通畅），可有效减少静脉回心血量，要求每隔5～10min轮流放松一侧肢体的止血带。当症状缓解后，再逐渐解除止血带。

7）做好心理护理：支持安慰病人，以缓解其紧张情绪，使病人有安全感和信任感。

3．静脉炎

（1）临床表现：沿静脉走向出现条索状红线，局部组织出现发红、肿胀、灼热、疼痛，可伴有畏寒、发热等全身症状。

立即停止局部输液，抬高患肢并制动，可在局部用95%乙醇或50%硫酸镁进行热湿敷。

用中药如意金黄散外敷。

4．空气栓塞

空气进入静脉，可随血流先进入右心房，再进入右心室。如空气量少，则随着心脏的收缩被右心室压入肺动脉，并分散到肺小动脉内，最后经毛细血管吸收，因而损害较小；如空气量大，则空气在右心室内阻塞肺动脉入口，使血液不能进入肺内进行气体交换，引起机体严重缺氧，甚至导致病人死亡。

二、静脉输血法

（一）血液制品的种类★

1．全血

（1）新鲜血：基本保留了血液中原有的所有成分。主要适用于血液病病人，可补充各种血细胞、凝血因子和血小板。

（2）库存血：指保存在4℃冰箱内，有效期2～3周的血液。库存血仅保留了血液中的血细胞及血浆蛋白，且时间越长，血液成分变化越大，即出现酸性增加，钾离子浓度越高，因此大量输注库存血，可导致酸中毒和高钾血症。主要适用于各种原因引起的大出血。

（3）自体输血：自体输血不需作血型鉴定及交叉配血试验，还可节省血源、防止输血反应。方法有：

1）术中失血回输：利用血液回收装置，对手术过程中出血量较多的病人，如脾切除、宫外孕等手术，将腹腔内的血液经收集、抗凝、过滤、洗涤后，再经静脉回输给病人。

2）术前预存自体血：对身体一般情况较好，符合自身输血条件的病人，在手术前2～3周内，定期反复采集血液保存，待手术需要时再回输。如进行体外循环的病人。

2．成分血 常用的成分血有：

（1）红细胞

1）浓缩红细胞（比容红细胞）：指新鲜全血分离血浆后剩余的部分，仍含有少量血浆。适用于血容量正常而需补充红细胞的贫血病人。

2）洗涤红细胞：指红细胞经0.9%氯化钠溶液三次洗涤后，再加入适量0.9%氯化钠溶液而成。适用于免疫性溶血性贫血病人、脏器移植术后、需反复输血的病人等。

3）红细胞悬液：指全血经离心提取血浆后的红细胞加入等量红细胞保养液制成。适用于战地急救和中、小手术病人。

（2）白细胞浓缩悬液：指新鲜全血经离心后所取的白膜层白细胞。要求保存于4℃环境，48h内有效。适用于粒细胞缺乏合并严重感染的病人。

（3）血小板浓缩悬液：指新鲜全血经离心后所得。要求保存于22℃环境，24h内有效。适用于血小板减少或功能障碍所致的出血病人。

（4）血浆：血浆是指全血经分离后的液体部分。主要成分为血浆蛋白，不含血细胞，也无凝集原，且保存期较长。常用的有以下几种：

1）新鲜血浆：包含正常量的全部凝血因子。适用于凝血因子缺乏的病人。

2）保存血浆：适用于低血容量、低血浆蛋白的病人。

3）冰冻血浆：普通冰冻血浆保存在-30℃低温下，有效期为 1 年；应用时先放在 37℃温水中融化。

4）干燥血浆：使用时可加适量 0.9%氯化钠溶液或 0.1%枸橼酸钠溶液进行溶解。

（二）静脉输血法★★★★

静脉输全血、红细胞、白细胞、血小板等血制品必须作血型鉴定和交叉配血试验；输入血浆前须作血型鉴定。

血制品从血库取出后勿剧烈震荡，以免红细胞大量破坏而引起溶血；血制品不能加温，以免血浆蛋白凝固变性而导致输血反应；取回的血制品在室温下放置 15～20min 后再输入，一般应在 4h 内输完。

调节输血速度，开始宜慢，应少于 20 滴 / 分；然后观察 10～15min，如无不良反应，再根据病情需要调节滴速，成人一般 40～60 滴 / 分，老人及儿童酌情减少。

（三）注意事项

（1）采集血标本须根据医嘱及输血申请单，且每次只能为一位病人采集，严禁同时采集两位以上病人的血标本。

（2）护士应以高度的责任心，严格执行查对制度和无菌技术操作，输血时必须经两人查对方可输入。

（3）库存血输入前必须认真检查其质量。正常库存血分为两层，上层为血浆呈淡黄色、半透明，下层为红细胞呈均匀暗红色，两层界限清楚，无凝块；如血细胞呈暗紫色，血浆变红，血浆与血细胞的界限不清，有明显血凝块，提示血液可能溶血，不可再使用。

（4）输血前、后及输两袋血液之间，应输入少量0.9%氯化钠溶液，以免发生不良反应。

（5）血制品中不能随意加入其他药物，如钙剂、高渗或低渗溶液、酸性或碱性药物，以防止血制品变质，出现血液凝集或溶解。

（6）输血过程中，应加强巡视，注意倾听病人的主诉，观察有无输血反应。如发生严重反应，必须立即停止输血，及时通知医生，并保留余血以备检查分析原因。

（7）冷藏血制品不能加温，以免血浆蛋白凝固变性而引起不良反应。

（8）加压输血时，必须有专人看护，以防血液输完后导致空气栓塞。

（四）常见输血反应及护理★★★★★

1. 发热反应

2. 过敏反应

原因

1）病人为过敏体质，所输入血液中的异体蛋白质与过敏机体的蛋白质结合，形成全抗原而导致过敏反应发生。

2）所输入的血液中含有致敏物质，如供血者在献血前服用过可致敏的药物或食物等。

3）因多次输血的病人，体内已产生过敏性抗体，当再次输血时，此抗体和抗原发生相互作用而导致过敏反应发生。

3. 溶血反应

护理措施

1）预防：加强责任心，认真作好血型鉴定、交叉配血试验；严格执行“三查八对”，认真履行操作规程，做好输血前的核对工作，以避免发生差错；严格执行血液采集、保存的要求，以防血液变质。

2）发现症状，立即停止输血，并通知医生，进行紧急处理；保留余血，并采集病人血标本，重新作血型鉴定及交叉配血试验。

3）维持静脉通道，以备急救时静脉给药。

4）保护肾脏：可行双侧腰部封闭，或用热水袋在双侧肾区进行热敷，以解除肾血管痉挛，保护肾脏。

5）碱化尿液：遵医嘱口服或静脉注射碳酸氢钠溶液，使尿液碱化，增加血红蛋白的溶解度，以减少结晶，防止阻塞肾小管。

4. 大量输血后反应　常见的有肺水肿、出血倾向、枸橼酸钠中毒反应、酸中毒和高钾血症等。

（1）肺水肿（心脏负荷过重）：其临床表现、原因及护理措施与静脉输液反应相同。

（2）出血倾向

1）临床表现：在输血过程中或输血后，病人皮肤、黏膜出现瘀点、瘀斑，如静脉穿刺部位的皮肤出现大块瘀斑、手术伤口或切口处渗血、牙龈出血等。

2）原因：由于长期反复输入库存血或短时间大量输入库存血所引起。因为库存血中的血小板基本已被破坏，凝血因子不足，使凝血功能障碍，导致出血。

3）护理措施：① 预防：如大量输库存血，应间隔输入新鲜血液、血小板浓缩悬液或凝血因子，以防发生出血；② 密切观察病人出血倾向，注意皮肤、黏膜及伤口处有无出血，同时注意观察病人生命体征、意识状态的改变。

（3）枸橼酸钠中毒反应

1）临床表现：病人出现手足抽搐、出血倾向、心率缓慢、血压下降，甚至心脏骤停等。

2）原因：库存血中含有枸橼酸钠，随病人静脉输血而进入体内，正常情况下枸橼酸钠在肝内很快代谢，因此血液输入缓慢不引起中毒；当大量输入库存血时，进入体内的枸橼酸钠也过量，如病人肝功能不全，枸橼酸钠未完全氧化，即可与血中游离钙结合，使血钙下降，导致凝血功能障碍、毛细血管张力降低、血管收缩不良、心肌收缩无力等。

3）护理措施：① 预防：每输入库存血超过1000ml时，可遵医嘱给予10%葡萄糖酸钙或氯化钙10ml静脉注射，以补充钙离子，减少低血钙的发生；② 严密观察病情变化及病人输血后的反应。

（4）酸中毒和高钾血症：因库存血随保留时间的延长，会出现酸性增加，钾离子浓度升高，故大量输入库存血，可导致酸中毒和高钾血症。

5．其他反应

（1）空气栓塞。

（2）输血传染的疾病。

（3）细菌污染反应。

第十三节　标本采集

一、标本采集的原则

（一）按医嘱采集标本

（二）作好采集前准备

（三）确保标本质量

（1）要确保标本质量，必须掌握正确的采集方法，及时采集，采集的量要准确。如作妊娠试验要留晨尿，因为晨尿内绒毛膜促性腺激素的含量高，容易获得阳性检验结果。

（2）标本采集后，应及时送检，不应放置过久，以免影响检验结果，特殊标本还应注明采集时间。

（四）培养标本的采集★★

采集细菌培养标本应在病人使用抗生素之前，如已经用药，应在血药浓度最低时采集，并在检验单上注明。采集时严格执行无菌操作，标本应放入无菌容器内，且容器无裂缝，瓶塞干燥，不可混入防腐剂、消毒剂或药物，培养液应足量，无混浊、变质，以免影响检验结果的准确。

二、各种标本采集方法

（一）静脉血标本采集法★★★★★

将血液分别注入标本容器

（1）血培养标本：① 注入密封瓶：去除铝盖中心部分，常规消毒瓶盖，更换无菌针头，将抽出的血液注入瓶内，轻轻摇匀。② 注入三角烧瓶：瓶口以棉塞及纱布严密包封；使用时，先将封瓶纱布松开，取出棉塞，并迅速在酒精灯火焰上消毒瓶口，取下针头，将血液注入瓶内，轻轻摇匀，再将棉塞和瓶口经火焰消毒后盖好，扎紧封瓶纱布。③ 取血量：一般血培养取血 5ml；亚急性细菌性心内膜炎病人，应取血 10～15 ml，以提高细菌培养阳性率。

（2）全血标本：立即取下针头，将血液沿管壁缓慢注入盛有抗凝剂的试管内，并轻轻摇动，以使血液和抗凝剂混合。

（3）血清标本：立即取下针头，将血液沿管壁缓慢注入干燥试管内，勿将泡沫注入，并避免震荡，以防红细胞破裂溶血而直接影响检验结果的准确性。

（二）尿标本采集方法★★★★★

1．常规尿标本

嘱病人将晨起第一次尿液留于标本容器内，量约100ml。因晨尿浓度较高，未受饮食的影响，故检验结果准确，更具有参考意义。

2．尿培养标本

留中段尿法：① 协助病人取适宜体位，臀下垫便盆；② 按导尿法清洁、消毒外阴部；③ 嘱病人自行排尿，弃去前段尿液，护士用试管夹夹住无菌试管，并在酒精灯上消毒试管口后，留取中段尿液约 5ml；④ 将无菌试管口及塞子再次消毒并盖紧，熄灭酒精灯。

3．12h 或 24h 尿标本

留 12h 尿标本：嘱病人于晚 7 时排空膀胱，弃去尿液后，开始留取尿液，至次晨 7 时留取最后一次尿，将全部尿液盛于集尿瓶。留 24h 尿标本：嘱病人于清晨 7 时排空膀胱，弃去尿液后，开始留取尿液，至次晨 7 时留取最后一次尿，将全部尿液盛于集尿瓶。

根据检验要求的不同加入相应防腐剂。常用防腐剂的作用及用法见表 1-4。

表1-4 常用防腐剂的作用及用法

名称	作用	用法
甲醛	固定尿液中有机成分，防腐	每30ml尿液中加40%甲醛1滴
浓盐酸	使尿液保持在酸性环境中，防止尿液中激素被氧化，防腐	24h尿液中加5～10ml
甲苯	可形成一薄膜覆盖于尿液表面，防止细菌污染，以保持尿液的化学成分不变	应在第一次尿液倒入后再加，按每100ml尿液加0.5%～1%甲苯10ml

（三）粪便标本采集方法★★★★

1．粪便常规标本

嘱病人将粪便排于清洁便盆内，用检便匙在粪便中央部分取或取黏液、脓血等异常部分，量约5g（相当于蚕豆大小），放入检便盒内。必要时协助病人留取标本。

2．粪便培养标本

嘱病人将粪便排于消毒便盆内，用无菌棉签在粪便中央部分或取黏液、脓血等异常部分，量约2～5g，放入无菌培养瓶内，盖紧瓶塞。

3．寄生虫及虫卵标本

检查寄生虫：嘱病人将粪便排于清洁便盆内，用检便匙在粪便不同的部位采集带血或黏液部分，量约5～10g，放入检便盒内。如病人服用驱虫药或作血吸虫孵化检查，应留取全部粪便。

检查蛲虫：嘱病人在晚上睡觉前或早晨未起床前，

将透明胶带贴在肛门周围；取下透明胶带，将粘有虫卵的一面贴在载玻片上，或相互对合。

检查阿米巴原虫：采集标本前，应先将便盆加温，再嘱病人排便，并连同便盆立即送检，以保持阿米巴原虫的活动状态，因阿米巴原虫在低温环境中可失去活力，而难以查找。

4．隐血标本

嘱病人在检查前 3d 禁食肉类、动物血、肝脏、含铁剂药物及绿色蔬菜，以避免出现假阳性。第 4d 按常规标本留取粪便，及时送检。

（四）痰标本采集法

1．常规痰标本

嘱病人早晨起来在未进食前，先用清水漱口，去除口腔杂质，以清洁口腔。在深呼吸后，用力咳出气管深处的第一口痰，留于痰盒中。

2．痰培养标本

嘱病人早晨起来，在未进食前，先用朵贝尔溶液漱口，去除口腔细菌，再用清水漱口，以清洁口腔。在深呼吸后，用力咳出气管深处的痰液，留于无菌集痰器中。如病人无法咳痰或不能合作，可用吸痰法将痰液留于无菌集痰器中，应注意集痰器开口高的一端接吸引器，开口低的一端接吸痰管。

3．24h 痰标本

集痰器中加少量清水；嘱病人早晨起来，在未进食前，漱口后，从 7 时开始，至次日晨 7 时止，将全部痰液留于容器中。

4．注意事项

如留痰标本查找癌细胞，应立即送检，或用 10%

甲醛溶液或95%乙醇溶液固定后送检。

（五）咽拭子标本采集法★★★

注意事项

1）为防止呕吐，采集咽拭子标本应避免在进食后2h内进行，同时动作应轻、稳。

2）采集真菌培养标本，应在口腔溃疡面上采取分泌物。

第十四节　病情观察和危重病人的抢救

学员答疑邮箱：zhiyeyishi@yahoo.cn

一、意识状态及瞳孔观察

1. 意识状态　意识是大脑高级神经中枢功能活动的综合表现，是人对环境的知觉状态。意识正常的病人，其反应精确、语言清楚、思维合理、情感正常，对时间、地点、人物的判断力及定向力正常。意识障碍是指个体对外界环境的刺激缺乏正常反应的精神状态。根据其轻重程度可分为：嗜睡、意识模糊、昏睡、昏迷，也可出现谵妄。谵妄是一种以兴奋性增高为主的高级神经中枢的急性失调状态。

2. 瞳孔

1）正常瞳孔：在自然光线下，瞳孔直径为2.5～5mm，圆形，两侧等大、等圆，边缘整齐。

2）异常瞳孔：判断标准：瞳孔直径小于2mm称为瞳孔缩小；瞳孔直径大于5mm为瞳孔扩大。常见异常：①双侧瞳孔缩小：常见于有机磷农药、吗啡、氯丙嗪等药物中毒；②双侧瞳孔扩大：常见于颅内压增高、颅脑损伤、颠茄类药物中毒等；③瞳孔不等大：双侧瞳孔大小不一。

二、危重病人的支持性护理★★★

1．密切观察生命体征 如病人出现呼吸及心搏骤停，应立即通知医生，进行人工呼吸和胸外心脏按压等抢救措施。

2．保持呼吸道通畅 指导并协助清醒病人定时做深呼吸、变换体位或轻叩背部法，以促进痰液排出。昏迷病人应将头偏向一侧，并及时用吸引器吸出呼吸道分泌物，以防误吸而导致呼吸困难，甚至窒息。

3．确保安全 对谵妄、躁动不安、意识丧失的病人，应合理使用保护具，以防坠床或自行拔管，确保病人安全。对牙关紧闭或抽搐的病人，可用牙垫或压舌板（裹上数层纱布）放于上、下臼齿之间，以防舌咬伤；同时，室内光线宜暗，工作人员动作宜轻，以避免外界刺激而引起病人抽搐。

抢救室的设备★★★

1．抢救床 最好是能升降的活动床，应另备木板一块，以便在需要时作胸外心脏按压。

2．抢救车

（1）急救药品

1）中枢兴奋药：尼克刹米（可拉名）、山梗菜碱（洛贝林）等。

2）升压药：盐酸肾上腺素、去甲肾上腺素、异丙肾上腺素、间羟胺、多巴胺等。

3）抗高血压药：硝普钠、肼屈嗪、硫酸镁注射液等。

4）抗心力衰竭药：毛花苷丙（西地兰）、毒毛花苷K等。

5）抗心律失常药：利多卡因、维拉帕米、胺碘酮等。

6）血管扩张药：甲磺酸酚妥拉明、硝酸甘油、硝普钠、氨茶碱等。

7）止血药：卡巴克洛、酚磺乙胺（止血敏）、维生素K_1、氨甲苯酸、鱼精蛋白、垂体后叶素等。

8）镇痛镇静药：哌替啶、苯巴比妥钠、氯丙嗪、吗啡等。

9）解毒药：阿托品、碘解磷定、氯解磷定、亚甲蓝、二巯丙醇、硫代硫酸钠等。

10）抗过敏药：异丙嗪、苯海拉明、氯苯那敏、阿司咪唑等。

11）抗惊厥药：地西泮（安定）、异戊巴比妥钠、苯巴比妥钠、硫喷妥钠、硫酸镁注射液等。

12）脱水利尿剂：20%甘露醇、25%山梨醇、呋塞米、利尿酸钠等。

13）碱性药：5%碳酸氢钠、11.2%乳酸钠。

14）激素类药：氢化可的松、地塞米松、可的松等。

15）其他：0.9%氯化钠溶液、各种浓度的葡萄糖、低分子右旋糖酐、10%葡萄糖酸钙、羧甲淀粉、氯化钾、氯化钙等。

3．急救器械　应备有：吸氧设备（氧气筒给氧或中心给氧系统）、电动吸引器（或中央吸引装置）、电除颤器、心脏起搏器、呼吸机、简易呼吸器、心电图机、心电监护仪、电动洗胃机等。

三、吸氧法

1. 吸氧适应证 血气分析检查是用氧的客观指标，动脉血氧分压（PaO_2）正常值为 10.6～13.3kPa，当病人PaO_2低于 6.6kPa时，应给予吸氧。

湿化瓶瓶内装入 1/3～1/2 的冷开水或蒸馏水。

停用氧气时，先拔出鼻导管，再关闭总开关，放完余氧，最后关闭流量开关。

2. 注意事项

（1）严格遵守操作规程，注意用氧安全，做好“四防”，即防震、防火、防热、防油。①在搬运氧气筒时，避免倾倒，勿撞击，以防爆炸，因氧气筒内的氧气是以 14.71MPa 灌入的，压力很高；②氧气筒应放在阴凉处，在筒的周围严禁烟火和放置易燃品，距火炉至少 5m、暖气 1m；③氧气表及螺旋口上勿涂油，也不可用带油的手装卸，以免引起燃烧。

（2）使用氧时，应先调节氧流量，再插管应用；停用氧时，应先拔管，再关氧气开关；中途改变氧流量时，应先将氧气管与吸氧管分开，调节好氧流量后再接上。以免因开错开关，使大量气体突然冲入呼吸道而损伤肺组织。

（3）用氧过程中，应密切观察病人缺氧症状有无改善，定时测量脉搏、血压，观察其精神状态、皮肤颜色及温度、呼吸方式等；还可测定动脉血气分析判断疗效，以便选择适当的用氧浓度。

（4）氧气筒内氧气不可用尽，压力表指针降至 0.5MPa 时，即不可再用，以防灰尘进入，再次充气时发生爆炸。

（5）持续鼻导管给氧的病人，鼻导管应每日更换 2 次以上，双侧鼻孔交替插管，以减少刺激鼻黏膜，及时清除鼻腔分泌物，以防堵塞鼻导管。鼻塞给氧应每日更换鼻塞。面罩给氧应4～8h更换一次面罩。

(6)对已用空和未用的氧气筒，应分别挂“空”或“满”的标志，以方便及时调换氧气筒，以免急用时因搬错氧气筒而影响抢救速度。

3. 氧气吸入的浓度及公式换算法★★★★★

吸氧浓度（%）＝21＋4×氧流量（L/min）

四、吸痰法

适用于危重、年老、昏迷、麻醉后未清醒者。病人因咳嗽无力、咳嗽反射迟钝或会厌功能不全，导致不能将痰液咳出，或将呕吐物误吸。

原理：利用负压原理，将痰吸出。

一般成人吸痰负压为40.0～53.3kPa，小儿应小于40kPa。

吸痰方法：动作应轻柔，左右旋转，向上提拉，吸净痰液；每次吸痰时间应小于15s，以防缺氧。

注意事项★★★★★

(1)密切观察病情，观察病人呼吸道是否通畅，以及面色、生命体征的变化等，如发现病人排痰不畅或喉头有痰鸣音，应及时吸痰。

(2)如为昏迷病人，可用压舌板或开口器先将口启开，再进行吸痰；如为气管插管或气管切开病人，需经气管插管或套管内吸痰，应严格无菌操作；如经口腔吸痰有困难，可由鼻腔插入吸痰。

(3)吸痰管的选择应粗细适宜，不可过粗，特别是为小儿吸痰。

(4)吸痰时负压调节应适宜，插管过程中，不可打开负压，且动作应轻柔，以免损伤呼吸道黏膜。

（5）吸痰前后，应增加氧气的吸入，且每次吸痰时间应小于 15s，以免因吸痰造成病人缺氧。

（6）严格执行无菌操作，吸痰所用物品应每天更换 1～2 次，吸痰导管应每次更换，并作好口腔护理。

（7）如病人痰液黏稠，可协助病人变换体位，配合叩击、雾化吸入等方法，通过振动、稀释痰液，使之易于吸出。

（8）储液瓶内的吸出液应及时倾倒，一般不应超过瓶的 2/3，以免痰液吸入损坏机器。

五、洗胃法

（一）目的★

1．解毒 清除胃内毒物或刺激物，以避免毒物吸收，也可利用不同灌洗液通过中和解毒。清除胃内毒物需尽早进行，6h 内洗胃效果最好。

2．减轻胃黏膜水肿 幽门梗阻的病人，饭后常有滞留现象，通过洗胃，可将胃内滞留食物洗出，以减少对胃黏膜的刺激，从而减轻胃黏膜水肿及炎症。

3．为某些手术或检查作准备 如胃肠道手术前。

（二）方法

1．口服催吐法 指病人口服洗胃溶液，再自动呕出的方法。适用于清醒、能主动配合的病人。

2．漏斗胃管洗胃法 是将漏斗胃管经鼻腔或口腔插入胃内，利用虹吸原理，将洗胃溶液灌入胃内，再吸引出来的方法。

3．电动吸引器洗胃法 是利用负压吸引原理，用电动吸引器连接胃管吸出胃内容物的洗胃方法。此法能迅速而有效地清除胃内毒物，较节省人力，且能准确计算灌洗液量，适用于抢救急性中毒。

4．注洗器洗胃法 是将胃管经鼻腔插入胃内，用注洗器吸出胃内容物的洗胃方法。适用于幽门梗阻、胃手术前病人的洗胃。

（三）注意事项★★★★★

（1）急性中毒的病人，应先迅速采用口服催吐法，必要时进行胃管洗胃，以减少毒物吸收。

（2）插胃管时，动作应轻、快，并将胃管充分润滑，以免损伤食管黏膜或误入气管。

（3）当中毒物质不明时，应先抽出胃内容物送检，以明确毒物性质；洗胃溶液可先选用温开水或0.9%氯化钠溶液进行，待确定毒物性质后，再选用对抗剂洗胃。

（4）若病人误服强酸或强碱等腐蚀性药物，则禁忌洗胃，以免导致胃穿孔。可遵医嘱给予药物解毒或物理性对抗剂，如豆浆、牛奶、米汤、蛋清水（用生鸡蛋清调水至200ml）等，以保护胃黏膜。

（5）肝硬化伴食管胃底静脉曲张、近期曾有上消化道出血、胃穿孔的病人，禁忌洗胃；食管阻塞、消化性溃疡、胃癌等病人不宜洗胃；昏迷病人洗胃应谨慎，可采用去枕平卧位，头偏向一侧，以防窒息。

（6）在洗胃过程中，应密切观察病人病情、洗出液的变化，发现异常，及时采取措施，并通知医生进行处理。

（7）洗胃液每次灌入量以300～500ml为宜，不能超过500ml，并保持灌入量与抽出量的平衡。如灌入量过多，液体可从口鼻腔涌出，易引起窒息；还可导致急性胃扩张，使胃内压升高，促进中毒物质进入肠道，反而增加毒物的吸收；突然的胃扩张还可兴奋迷走神经，反射性地引起心脏骤停。

（8）为幽门梗阻病人洗胃，宜在饭后 4～6h 或空腹时进行，并记录胃内潴留量，以便了解梗阻情况，为静脉输液提供参考。如灌入量为 2000ml，抽出量为 2500ml，则表示胃潴留量为 500ml。

（9）各种药物中毒的灌洗溶液（解毒剂）和禁忌药物见表 1-5。

表 1-5　各种药物中毒的灌洗溶液（解毒剂）和禁忌药物

中毒药物	灌洗溶液
酸性物	镁乳、蛋清水、牛奶
碱性物	5%醋酸、白醋、蛋清水、牛奶
氰化物	口服3%过氧化氢溶液后引吐， 1:15000～1:20000高锰酸钾洗胃
敌敌畏	2%～4%碳酸氢钠、1%盐水、 1:15000～1:20000高锰酸钾洗胃
1605、1059、4049（乐果）	2%～4%碳酸氢钠洗胃
敌百虫	1%盐水或清水洗胃、1:15000～1:20000高锰酸钾洗胃
DDT、666	温开水或0.9%氯化钠溶液洗胃，50%硫酸镁导泻
巴比妥类（安眠药）	1:15000～1:20000高锰酸钾洗胃，硫酸钠导泻
异烟肼（雷米封）	1:15000～1:20000高锰酸钾洗胃，硫酸钠导泻
灭鼠药（磷化锌）	1:15000～1:20000高锰酸钾洗胃、0.1%硫酸铜洗胃， 口服0.5%～1%硫酸铜溶液，每次10ml，每5～10min 用压舌板等刺激舌根引吐

说明：

（1）蛋清水、牛奶：可黏附于黏膜或创面上起保护性作用，从而减轻病人疼痛，使病人感觉舒适。

（2）高锰酸钾：为氧化剂，能将化学性毒物氧化，改变其性能，从而减轻或去除其毒性；但 1605、1059、4049（乐果）等禁用高锰酸钾洗胃，因其可氧化成毒性更强的物质。

（3）敌百虫中毒：禁用碱性药物洗胃，因敌百虫遇碱性药物可分解出毒性更强的敌敌畏，且分解过程可随碱性的增强和温度的升高而加速。

（4）巴比妥类药物中毒：采用硫酸钠导泻，是因为硫酸钠可在肠道内形成高渗透压，从而阻止肠道水分和残留巴比妥类药物的继续吸收，促使其尽早排出体外；且硫酸钠对心血管和神经系统没有抑制作用，不会加重巴比妥类药物的中毒症状。

（5）磷化锌中毒：口服硫酸铜催吐，可使其转化为无毒的磷化铜沉淀，而阻止其吸收，并促进其排出体外。但是，磷化锌易溶于油类，应忌用鸡蛋、牛奶、油类等脂肪类食物，以免加速磷的溶解，促进其吸收，加重中毒症状。

六、人工呼吸器使用法

（一）简易呼吸器★

简易呼吸器是最简单的借助器械加压的人工呼吸装置，可以辅助病人自主呼吸，是急救必备的设备之一。常用于各种原因导致的呼吸停止或呼吸衰竭的抢救。

挤压呼吸气囊，使空气（或氧气）进入肺内；放松时，肺部气体经活瓣排出；如此有规律地进行挤压、放松，一般速率为 16～20 次 / 分，每次挤压能进入 500～1000ml 气体。操作中，应注意观察病人，如病人有自主呼吸，人工呼吸应与之同步，即在病人吸气时，顺势挤压呼吸气囊，达到一定潮气量时，完全放松气囊，使病人自行完成呼气动作。

（二）人工呼吸机★★★

人工呼吸机常用于各种病因所致的呼吸停止或呼

吸衰竭的抢救及手术麻醉期间的呼吸管理。呼吸机参数调节见表1-6。

表1-6 呼吸机主要参数的调节

项目	数值
呼吸频率（R）	10～16次/分
每分钟通气量（VE）	8～10L/min
潮气量（Vr）	10～15ml/kg（600～800ml）
吸/呼时间比（I/E）	1:1.5～1:3.0
呼气压力（EPAP）	0.147～1.96kPa（一般<2.94kPa）
呼气末正压（PEEP）	0.49～0.98kPa（渐增）
供氧浓度	30%～40%（一般<60%）

注意事项

（1）观察呼吸机工作情况：检查呼吸机各管路连接是否紧密，有无脱落，有无漏气，各参数是否符合病人需要。

（2）预防和控制感染：每日更换呼吸机各管道，更换螺纹管、呼吸机接口、雾化器等，并用消毒液浸泡消毒。

第十五节　临终病人的护理

一、概　述

（一）死亡的概念★

1．概念　现代医学表明：当人的心跳停止时，大脑、肾脏、肝脏并没有死亡，只要大脑功能保持完整性，生命活动就有可能再恢复。因此，目前医学界逐步开始主张将脑死亡作为判断死亡的标准，认为脑死亡后，生命活动将无法逆转。

2．脑死亡的判断标准

（1）不可逆的深度昏迷。

（2）自发呼吸停止。

（3）脑干反射消失。

（4）脑电波平直。

（二）死亡过程的分期★★★★★

1．濒死期　又称临终状态，是生命活动的最后阶段。此期若得到及时、有效的治疗及抢救，生命仍可复苏。

2．临床死亡期　又称躯体死亡期或个体死亡期，临床表现为心跳、呼吸停止，各种反射消失，瞳孔散大，但各种组织细胞仍有短暂而微弱的代谢活动。此期持续时间一般为 5～6min，若时间过长，则大脑将发生不可逆的变化。此期若得到及时、有效的急救措施，病人生命仍有复苏的可能。

3．生物学死亡期　生物学死亡期是死亡过程的最后阶段。此期整个中枢神经系统和机体各器官的新陈代谢相继终止，出现不可逆变化。此期整个机体已不可能复活。

二、临终病人的护理

临终关怀是向临终病人及其家属提供生理、心理、社会等方面的完整照顾，以控制病人症状，缓解其痛苦，保护其自尊，提高生存质量，使临终病人平静、安宁、有尊严地度过人生的最后阶段，同时减轻临终病人家属的精神压力。

（一）临终病人的心理反应 临终病人的心理反应过程分为五个阶段，即否认期、愤怒期、协议期、忧郁期与接受期。

（1）否认期：当病人得知自己病重即将面临死亡时，常常没有思想准备，其心理反应为“不，不可能，不会是我！一定是搞错了！这不是真的！”以此来极力否认，拒绝接受事实。继而会四处求医，怀着侥幸的心理，希望是误诊。此期持续时间因人而异，大部分病人能很快度过，也有些人会持续否认直至死亡。

（2）愤怒期：病人通常会生气、愤怒、怨恨、嫉妒，产生“这不公平，为什么是我！”的心理反应。内心的不平衡，使病人常常迁怒于周围的人，向医护人员、家属、朋友等发泄愤怒。

（3）协议期：病人希望尽可能延长生命，以完成未尽心愿，并期望奇迹出现，常常表示“如果能让我好起来，我一定……”。此期病人变得非常和善、宽容，对病情抱有一线希望，能积极配合治疗。

（4）忧郁期：病情进一步恶化，治疗已经无望时，病人往往会产生很强烈的失落感，表现为情绪低落、消沉、退缩、悲伤、沉默、哭泣等，甚至有轻生的念头。病人常要求会见亲朋好友，希望有喜爱的人陪伴，并开始交代后事。

（5）接受期：此时，病人对死亡已有所准备，一切未完事宜均已处理好，因而变得平静、安详。病人因精神和肉体的极度疲劳和衰弱，故常常处于嗜睡状态，情感减退，静等死亡的来临。

（二）临终病人的护理措施★

1. 身体护理

改善循环和呼吸功能：严密观察体温、脉搏、呼吸、血压的变化以及皮肤颜色、温度等。

加强皮肤护理，防止发生压疮。如病人不能活动，应帮助其采取舒适体位，定时翻身，避免局部长期受压；按摩受压部位，以促进血液循环；保持皮肤及床单位的整洁、干燥，如病人大小便失禁，应注意会阴、肛门部的清洁干燥，如大量出汗，应及时擦洗，勤换衣裤。

控制疼痛：观察疼痛的部位、性质、程度、持续时间等，协助病人选择最有效的方法以减轻疼痛。

2. 心理护理

（1）否认期的护理：护士应以真诚的态度，保持与病人的坦诚沟通。既要维护病人的知情权，也不要轻易揭穿其防卫机制，使病人逐步适应。同时，对病人的病情，医护人员及家属应注意保持口径一致。经常陪伴病人，使病人感到护士的关心，并坦诚、温和地回答病人的询问，倾听其诉说，维持病人适当的希望。

（2）愤怒期的护理：护士应清楚地认识到病人的发怒是一种有益于健康的正常行为。故应允许病人发怒、抱怨，给病人机会以宣泄心中的忧虑和恐惧；并认真倾听病人的心理感受，理解其不合作的行为；必要时辅以药物，稳定病人情绪；同时做好病人家属的工作，给予宽容、关爱、理解等心理支持。

（3）协议期的护理：护士应主动关心病人，尽量满足其要求，指导病人更好地配合治疗，以控制症状，减轻病人的痛苦；创造良好的环境，指导、协助病人完成角色义务，实现病人的愿望，使其充实地度过生命的最后历程，提高生命质量。

（4）忧郁期的护理：护士应经常陪伴病人，更多地给予同情和照顾，允许病人表达其悲哀的情绪。精神上给予病人支持，尽量满足病人的合理要求，可以安排亲朋好友会面，让家属陪伴在身旁等。同时，应注意安全，观察有无自杀倾向，预防意外发生。

（5）接受期的护理：护士应尊重病人，不强迫与其交谈，减少外界干扰，给病人提供一个安静、舒适的环境，继续陪伴病人，并加强生活护理，使临终病人平静、安详地离开人间。

三、尸体护理

（一）目的★

（1）保持尸体整洁，姿势良好，易于辨认。

（2）给家属以安慰，减轻哀痛。

（二）操作方法★★

将床放平，尸体仰卧，头下垫一枕头，以防面部淤血变色，两臂置于身体两侧，脱去衣裤，留一大单遮盖尸体。

洗脸，闭合口、眼。如眼睑不能闭合，可用毛巾湿敷或按摩后，将眼睑闭合；如不能闭口，可轻揉下颌或用绷带托起，如有义齿将其装上，以维持尸体良好的外观。

脱去衣裤，擦洗上肢、胸腹部、背部、臀部及下肢；有伤口要更换敷料，有引流管应拔出，再缝合或用蝶形胶布封住并包扎；如有胶布痕迹用松节油擦净。

用棉花将口、鼻、耳、阴道、肛门等孔道塞住，以防体液外溢，注意棉花不要外露。

（三）注意事项★★

（1）病人死亡后，应由医生开具死亡诊断书，护士尽快进行尸体护理，以防僵硬。

（2）尸体识别卡应正确放置，以便于识别尸体。

（3）如为传染病病人，应用消毒液清洁尸体，孔道应用浸有 1%氯胺溶液的棉球进行填塞，包裹尸体应用一次性的尸单或尸袍，并装入不透水的袋子中，外面作传染标志。

（4）护士作尸体护理，态度应严肃、认真，满足家属的合理要求，使其满意。

第十六节　医疗和护理文件的书写

（一）医疗和护理文件的书写要求★

1．及时　医疗和护理记录必须及时，不可提早或拖延，更不能漏记，使记录资料保持最新。

2．准确、真实　医疗和护理记录的内容必须准确、真实，不可主观臆断，描述应详细、客观。

3．完整　医疗和护理文件的眉栏、页码、各项记录必须逐项填写完整，避免遗漏，记录者应签上全名，以明确职责。医疗和护理文件不得随意拆散、损坏或外借，以免丢失。

4．简明扼要　医疗和护理记录的内容应尽量简明扼要，语句通顺，重点突出，使用医学术语应确切，并使用公认的缩写，避免过多修饰，避免笼统及含糊不清。

5．清晰　书写医疗和护理记录应使用红、蓝墨水钢笔或签字笔，字体清楚、端正，不出格，不跨行，也不得涂改、剪贴，或滥用简化字，以保持文件的整洁。如有错误，应在相应文字上画双横线，就近书写正确文字并签全名。

（二）医疗和护理文件的保管要求★★

1．保管要求

（1）医疗护理文件应按规定放置，记录或使用后必须放回原处。

（2）注意保持医疗护理文件的清洁、整齐、完整，防止破损、污染、拆散、丢失，收到检验单等检验报告单应及时进行粘贴。

（3）按规定，病人及家属有权复印体温单、医嘱单、护理记录单。

（4）医疗护理文件应妥善保存。住院期间由病房负责保管，出院或死亡后，将其整理好交病案室，并按卫生行政所规定的保存期限保管。

2．病历的排列顺序 病案按规定顺序排列，使其规格化、标准化，便于管理和查阅。

（1）住院病人的病案排列见本章第三节。

（2）出院病人的病案排列见本章第三节。

（三）护理文件的书写

1. 体温单★

（1）体温单上各项目的记录方法

1）住院日数：自入院后第一日开始写至出院。

2）手术日数：自手术或分娩后次日为第一日，连续写 7d，如 7d 内进行第二次手术，则第一次手术作分母，第二次手术作分子，依次填写至第 7d。

3）在 40～42℃横线之间：用红色水笔在 40～42℃

横线之间相应时间栏内，纵行填写入院时间、手术、分娩时间、转入时间、转科、出院时间、死亡时间。所填时间按24h制记录，且一律用中文书写×时×分。

4）体温曲线的绘制：绘制体温曲线用蓝笔。

① 体温符号：口腔温度以蓝“●”表示，腋下温度以蓝“×”表示，直肠温度以蓝“○”表示。

② 在35～42℃之间，按实际测量数值，绘制体温符号，相邻体温符号之间以蓝线相连。要求符号大小一致，连线平直。

③ 物理降温或药物降温后30min所测的体温，绘制在降温前体温的相应纵格内，以红“○”表示，并用红色虚线与降温前的体温相连。下一次体温应与降温前体温相连。

④ 当体温＜35℃时，则用蓝笔在35℃线上画蓝“●”，并在蓝点处向下画“↓”，长度不超过两个小格。

⑤ 遇拒测、外出时，前后两次体温曲线应断开不连。

⑥ 如体温与前次数值差异较大或与病情不符，应重新测量，无误后在原体温符号上方写蓝“v”，以示核实过。

5）脉搏曲线的绘制：绘制脉搏曲线用红笔。

① 符号：脉搏以红“●”表示，心率以红“○”表示，相邻符号用红线相连。要求符号大小一致，连线平直。

② 当体温与脉搏重叠时，先绘制体温符号，再用红笔在体温外面画红圈表示脉搏。

③ 若有脉搏短绌，需同时绘制心率和脉率，并于

心率与脉率曲线之间以红笔画直线涂满。

6） 呼吸记录：呼吸次数用蓝笔以阿拉伯数字记录，相邻两次呼吸次数应上下错开；也可绘制呼吸曲线（呼吸用蓝“●”表示）。

7） 大便次数：每 24h 填写前一日的大便次数。①如未解大便记“0”；②灌肠后的大便次数用“E”符号，以分数表示，如灌肠后大便 3 次记为 3/E，两次灌肠后大便 3 次用 3/2E 表示，12/E 表示自行排便 1 次，灌肠后排便两次，0/E 表示灌肠后无大便；③大便失禁记为“*”。

2. 医嘱单★★★★

（1）医嘱的内容　包括开写医嘱的日期、时间，病人的床号和姓名，医生和护士签名；护理常规、护理级别、隔离种类、饮食、卧位、药物治疗、其他治疗、各种检查、检验等。如药物治疗应写明药名、浓度、剂量、用法、时间，手术治疗应写明手术名称、时间、麻醉种类、术前准备等。

（2）医嘱的种类

1）长期医嘱：医嘱自开写之日起，有效时间在 24h 以上，当医生注明停止时间后失效。

2）临时医嘱：医嘱有效时间在 24h 以内，一般只执行 1 次，并应在短时间内执行，有的临时医嘱须立即执行，有的限定执行时间。

3）备用医嘱：包括长期备用医嘱（Pr n）和临时备用医嘱（sos）。

① 长期备用医嘱：指有效时间在 24h 以上，需要时使用，医生注明停止时间医嘱方为失效，并需注明间隔时间。

② 临时备用医嘱：仅在12h内有效，必要时使用，只执行1次，过期尚未执行即失效。

（3）注意事项

1）护士在处理医嘱的过程中，应认真、细致、及时、准确，字迹整齐、清楚，不得进行涂改。

2）所有医嘱必须有医生签名方为有效。一般情况下不执行口头医嘱，在手术过程中或抢救时，医生提出口头医嘱，护士必须复诵一遍，双方确认无误，方可执行。抢救结束后，须由医生及时补写医嘱。

3）护士应严格执行医嘱，但不能机械地处理和执行，如有疑问，应核对清楚，无误方可执行。

4）严格执行查对制度。医嘱须每班小查对，每日查对，每周应进行总查对，查对者在登记本上注明查对时间，并签全名。

5）对需下一班执行的临时医嘱，应进行交接班，并在交班记录上注明。

3. 病室报告

（1）书写顺序

1）填写眉栏各项：用蓝墨水笔填写，包括病室、日期、原有病人数、出院、转出、死亡、新入院、转入、现有病人数、手术、分娩、病危、病重、外出、特护人数、一级护理人数等。

2）书写交班报告的顺序：按出院、转出、死亡、新入院、转入、手术、分娩、病危、病重等顺序逐项书写，每项依床号顺序排列。

（2）交班内容

1）病人出院、转出、死亡、新入院、转入、手术、分娩等，应写明床号、姓名、诊断和时间。

2）病危、病重等病人，应交代人数、床号、姓名。

3）特殊交班情况应简明扼要。

希望是生命的源泉，失去它生命就会枯萎。

——富兰克林

第二章 循环系统疾病病人的护理

第一节 循环系统解剖生理

（一）心脏

心脏分四个腔室，即左心房、左心室、右心房、右心室。左、右心房之间，左、右心室之间各有肌性的房间隔和室间隔相隔。左心房、室之间有二尖瓣，左房、室间通过二尖瓣相通，右心房、室之间有三尖瓣。

心脏壁分为3层，由外向内依此为心外膜、肌层、心内膜，心外膜即心包的脏层紧贴于心脏表面，与心包壁层形成心包腔，腔内含少量浆液起润滑作用。

冠状动脉是营养心脏的血管，起源于主动脉根部，有左、右两支，围绕在心脏的表面并穿透到心肌内。

心脏传导系统包括窦房结、结间束、房室结、希氏束、左右束支及其分支和蒲肯野纤维，负责心脏正常冲动的形成和传导。

（二）血管

循环系统的血管分动脉、静脉、毛细血管。动脉的主要功能是输送血液到组织器官，又称“阻力血管”；静脉的主要功能是汇集从毛细血管来的血液，将血液送回心脏的管道，又称“容量血管”；毛细血管是血液与组织液进行物质交换的场所，又称“功能血管”。

（三）调节循环系统的神经体液★★★★

调节循环系统的神经是交感神经和副交感神经，交感神经兴奋时，心率加快、心肌收缩力增强、外周血管收缩、血管阻力增加、血压升高；副交感神经兴奋时，心率减慢、心肌收缩力减弱、外周血管扩张、血管阻力减小、血压下降。

第二节　心功能不全病人的护理

一、慢性心力衰竭病人的护理

慢性心力衰竭是大多数心血管疾病的终末阶段，也是最主要的死亡原因。

根据临床表现和活动能力，心功能分为四级：

心功能Ⅰ级：患者患有心脏病，但日常活动量不受限制，一般活动不引起疲乏、心悸、呼吸困难或心绞痛。

心功能Ⅱ级：心脏病患者的体力活动受到轻微的限制，休息时无自觉症状，但平时一般活动下可出现疲乏、心悸、呼吸困难或心绞痛。

心功能Ⅲ级：心脏病患者体力活动明显受限，小于平时一般活动即引起上述症状。

心功能Ⅳ级：心脏病患者不能从事任何体力活动。休息状态下也出现心衰的症状，体力活动后加重。

（一）病因和诱因★★★★★

1. 病因

（1）心肌损害：如冠心病心肌缺血、心肌梗死、心肌炎和心肌病；心肌代谢障碍性疾病，以糖尿病、心肌病最常见等。

（2）心脏负荷过重

1）容量负荷（前负荷）过重：见于二尖瓣、主动脉瓣关闭不全；房间隔缺损、室间隔缺损、动脉导管未闭；以及伴有全身血容量增多疾病，如甲状腺功能亢进症、慢性贫血等。

2）压力负荷（后负荷）过重：左室后负荷过重见于高血压、主动脉瓣狭窄；右室后负荷过重见于肺动脉高压、肺动脉瓣狭窄等。左、右心室收缩期射血阻力增加的疾病引起左右心室压力负荷（后负荷）过重。

2. 诱发和加重心力衰竭的因素

（1）感染：感染是最常见和最主要的诱因，特别是呼吸道感染。

（2）生理或心理压力过大：劳累过度、精神紧张、情绪激动等。

（3）循环血量增加或锐减：如输液过多过快、摄入高钠食物、妊娠及大量失血、严重脱水等。

（4）严重心律失常：尤其是各类快速心律失常，如心房颤动。

（5）治疗不当：如洋地黄用量不足或过量、不恰当应用某些抑制心肌收缩力的药物等。

（二）临床表现★★★★★

1. 左心衰竭　主要表现为肺循环淤血，主要特征：

（1）呼吸困难：最早出现的是劳力性呼吸困难，

经休息后缓解；最典型的是夜间阵发性呼吸困难，严重者可发生急性肺水肿；晚期出现端坐呼吸。

（2）咳嗽、咳痰、咯血：咳嗽、咳痰早期即可出现，多发生在夜间，痰液特点为白色泡沫样。如发生急性肺水肿，则咳大量粉红色泡沫痰。

（3）体征：心率加快、第一心音减弱、心尖区舒张期奔马律，部分病人可出现交替脉，是左心衰竭的特征性体征。肺部可闻湿啰音，急性肺水肿时可出现哮鸣音。

2．右心衰竭　主要表现为体循环静脉淤血，其症状以食欲缺乏、恶心呕吐、水肿、腹胀、少尿、肝区胀痛等为特征。体征：

（1）水肿：早期在身体的下垂部位和组织疏松部位，出现凹陷性水肿。

（2）颈静脉怒张和肝颈静脉回流征阳性：右心衰竭可见颈静脉怒张，其程度与静脉压升高的程度呈正相关；压迫患者的腹部或肝脏，可见颈静脉怒张更明显，称为肝颈静脉回流征阳性。

（3）肝大和肝压痛：可出现肝大和压痛；持续慢性右心衰竭者，可发展为心源性肝硬化，此时肝脏压痛不明显，肝颈静脉回流征不明显，伴有黄疸和肝功能损害。

（4）发绀：由于体循环静脉淤血，血流缓慢，血液中还原血红蛋白增多所致。

3．全心衰竭　患者同时有左心衰竭和右心衰竭的表现。左心衰后又发生右心衰，肺淤血的临床表现可减轻。

（三）治疗原则★★★★★

1．治疗病因、消除诱因

2．减轻心脏负担

（1）休息：限制体力活动，避免精神紧张，减轻心脏负荷。

（2）饮食：应低钠饮食，同时要少食多餐。水肿明显时应限制水的摄入量。

（3）吸氧：给予持续氧气吸入，流量2～4L/min，增加血氧饱和度，改善呼吸困难。

（4）利尿剂应用：① 排钾利尿剂：如氢氯噻嗪、呋塞米、丁脲胺等，其作用为阻碍钠、钾、氯化物的重吸收，达到利尿目的。排钾利尿剂主要不良反应是可引起低血钾，应补充氯化钾或与保钾利尿剂同用。噻嗪类利尿剂如氢氯噻嗪可抑制尿酸排泄，引起高尿酸血症，大剂量长期应用可影响胆固醇及糖的代谢，应严密监测。② 保钾利尿剂：如螺内酯、氨苯蝶啶，其作用为排钠和氯化物，潴留钾。但利尿作用弱，常与排钾利尿剂合用，加强利尿减少排钾。

3．扩血管药物 通过扩张小动脉，减轻心脏后负荷；通过扩张小静脉，减轻心脏前负荷。

（1）扩张小静脉制剂临床上以硝酸酯制剂为主。如硝酸甘油舌下含服，可重复使用，重症病人可静脉滴注；硝酸异山梨醇（消心痛）舌下含化。

（2）扩张小动脉制剂的药物种类很多，如血管紧张素转换酶抑制剂（ACEI）的卡托普利、贝那普利；α_1受体阻滞剂如哌唑嗪等；直接舒张血管平滑肌的制剂如双肼屈嗪等。

4．正性肌力药物 是治疗心力衰竭的主要药物，具有增强心肌收缩力作用。

（1）洋地黄类药物：是临床最常用的强心药物，具有正性肌力和减慢心率作用。

1）适应证：充血性心力衰竭，尤其对伴有心房颤动和心室率增快的心力衰竭，对心房颤动、心房扑动和室上性心动过速均有效。

2）禁忌证：严重房室传导阻滞、肥厚型梗阻性心肌病、急性心肌梗死 24h 内不宜使用。洋地黄中毒或过量者为绝对禁忌证。

3）常用洋地黄制剂包括：地高辛为口服制剂，适用于中度心力衰竭的维持治疗。

毛花苷 C 为静脉注射制剂，适用于急性心衰或慢性心衰加重时，尤其适用于心衰伴快速心房颤动者。洋地黄与钙剂应避免同时应用，如有必要至少应间隔 4h。

4）洋地黄类药物毒性反应：药物的治疗剂量和中毒剂量接近，易发生中毒。易导致洋地黄中毒的情况主要包括：肾功能不全、低血钾、严重缺氧、急性心肌梗死、急性心肌炎引起的心肌损害、年老等情况。

常见毒性反应包括：胃肠道表现：食欲下降、恶心、呕吐等；神经系统表现：视力模糊、黄视、绿视、头晕、头痛等；心血管系统表现：是较严重的毒性反应，常出现各种心律失常，室早二联律最为常见，常有室上性心动过速伴房室传导阻滞、房室传导阻滞、窦性心动过缓等。长期心房颤动病人使用洋地黄后心律变得规则，心电图 ST 段出现鱼钩样改变，应注意有发生洋地黄中毒的危险。

（2）β 受体兴奋剂：常用的有多巴酚丁胺、多巴胺静脉点滴，由小剂量开始，逐渐增加用量。

（3）磷酸二酯酶抑制剂：常用的有氨力农、米力农等，具有正性肌力作用和扩张周围血管作用，可缓慢静脉滴注，宜短期使用。

（四）护理措施★★★★★

1．休息与活动 根据病人心功能分级决定活动量，尽量保证病人体力和精神休息，以减轻心脏负荷。

心功能Ⅰ级：不限制一般的体力活动，但避免剧烈运动和重体力劳动。

心功能Ⅱ级：可适当从事轻体力工作和家务劳动，强调下午多休息。

心功能Ⅲ级：日常生活可以自理或在他人协助下自理，严格限制一般的体力活动。

心功能Ⅳ级：绝对卧床休息，生活需要他人照顾。

2．输液的护理 严格控制输液量和速度，以防诱发急性肺水肿。

3．饮食护理 给予高蛋白、高维生素的易消化、清淡饮食，注意补充营养，改善患者营养状况。每日食盐摄入量少于5g，服用利尿剂者可适当放宽。

4．用药护理

（1）使用利尿剂的护理：监测血钾及有无乏力、腹胀、肠鸣音减弱等低钾血症的表现，同时多补充含钾丰富的食物，如深色蔬菜、瓜果、红枣、菇类、豆类等，必要时遵医嘱补充钾盐。利尿剂的应用时间选择早晨或日间为宜，避免夜间排尿过频而影响患者的休息。

（2）使用洋地黄的护理

1）严格遵医嘱给药，当患者脉搏＜60次/分或节律不规则应暂停服药并通知医生。静脉给药时务必稀释后缓慢静注，并同时监测心率、心律及心电图变化。

护考宝点：如果是婴幼儿使用洋地黄时，当心率＜80 次/分应停药。

2）注意不与奎尼丁、普罗帕酮（心律平）、维拉帕米（异搏定）、钙剂、胺碘酮等药物合用，以免增加药物毒性。

3）应严密观察病人用药后毒性反应，必要时监测血清地高辛浓度。

4）洋地黄类药物毒性反应的处理：立即停用洋地黄类药；停用排钾利尿剂；观察血钾，异位快速性心律失常伴低钾血症时，可予钾盐静脉滴注，但伴房室传导阻滞者禁用。如果血钾不低，出现快速性心律失常可应用苯妥英钠（用于阵发性室性心动过速）或利多卡因（用于室性心动过速）；对缓慢心律失常，可使用阿托品0.5～1mg治疗或安置临时起搏器。

（五）健康教育★★★

（1）向病人及其家属讲解慢性心力衰竭的病因、诱因。

（2）指导病人自我护理的方法 ① 避免感冒，积极治疗呼吸道感染；② 饮食宜清淡、易消化、富营养饮食，少食多餐。限制钠盐，每日食盐不超过 5g。多食蔬菜、水果，劝其戒烟酒。

（3）帮助病人合理安排活动与休息，制定适当有利于提高心脏储备力的活动，如平地散步、打太极拳、练气功等，避免耗氧量大的运动如举重、快跑等，避免精神紧张、兴奋。

（4）教会病人自我用药监测，如服洋地黄药物时要学会自测脉率，若脉率<60 次 / 分，并有厌食、恶心、呕吐，为洋地黄中毒，应停药并就诊；服用血管扩张剂者，改变体位时动作不宜过快，以防止发生直立性低血压。

二、急性心力衰竭病人的护理

急性心力衰竭以左心衰竭最常见，多表现为急性肺水肿。

（一）临床表现

急性左心衰竭病情发展极为迅速且危重。最常见为左心衰竭，特征性表现为突发严重呼吸困难，呼吸频率达 30～40 次 / 分，咳嗽、咳痰和咳大量粉红色泡沫痰、乏力、尿少、血压降低等。

（二）治疗原则★★★★

1．体位 置病人于两腿下垂坐位或半卧位，以减少静脉回流。

2．吸氧 吸入高流量（6～8L/min）氧气，加入 30%～50%乙醇湿化，降低肺泡及气管内泡沫的表面张力，使泡沫破裂，改善肺通气。

3．镇静 吗啡具有镇静作用和扩张静脉及小动脉作用，皮下注射或静推吗啡 3～5mg 可减轻病人烦躁不安，减轻心脏负担。老年病人须酌情减量或肌内注射。伴颅内出血、神志障碍、慢性肺部疾病时禁用。

4．快速利尿 静脉注射呋塞米 20～40mg，本药兼有扩张静脉作用，可减轻心室前负荷。

5．血管扩张剂 硝普钠缓慢静脉滴注，扩张小动脉和小静脉，严密监测血压，因含有氰化物，用药时间不宜连续超过 24h。

6．强心剂 毛花苷 C 0.4mg 缓慢静脉注射，近期使用过洋地黄药物的病人，应注意洋地黄中毒。重度二尖瓣狭窄病人禁用，急性心肌梗死病人24h内一般不宜使用。

7. 平喘 静脉滴注氨茶碱，可缓解支气管痉挛，并兼有一定的正性肌力和扩血管利尿作用。

8. 糖皮质激素 地塞米松10～20mg或琥珀酸氢化可的松100mg静脉滴注，可降低外周阻力，减少回心血量，减少肺毛细血管通透性从而减轻肺水肿。

护考宝点：急性肺水肿的治疗：强心、利尿、扩血管。

（三）护理措施

1. 保证患者充分休息 协助病人取端坐位，双腿下垂。

2. 吸氧 给予高流量吸氧，6～8L/min。采用35%乙醇湿化吸氧，可使肺泡内泡沫的表面张力降低而破裂，有利于改善通气。

3. 用药护理 控制静脉输液速度，一般为每分钟20～30滴。用吗啡时应注意病人有无呼吸抑制、心动过缓；用利尿剂要严格记录尿量，注意水、电解质变化和酸碱平衡情况；用血管扩张剂要注意调节输液速度、监测血压变化，防止低血压的发生，用硝普钠应现用现配，避光滴注；洋地黄制剂静脉使用时要稀释，推注速度宜缓慢，同时观察心电图变化。

4. 饮食 应摄取高营养、高热量、少盐、易消化清淡饮食，少量多餐，减轻心脏负担，避免进食产气食物。

第三节　心律失常病人的护理

一、窦性心律失常

心脏的正常起搏点位于窦房结，其冲动产生的频率是 60～100 次 / 分，产生的心律称为窦性心律。心电图特征 P 波在Ⅰ、Ⅱ、aVF 导联直立，aVR 导联倒置，PR 间期 0.12～0.20s（图 2-1）。

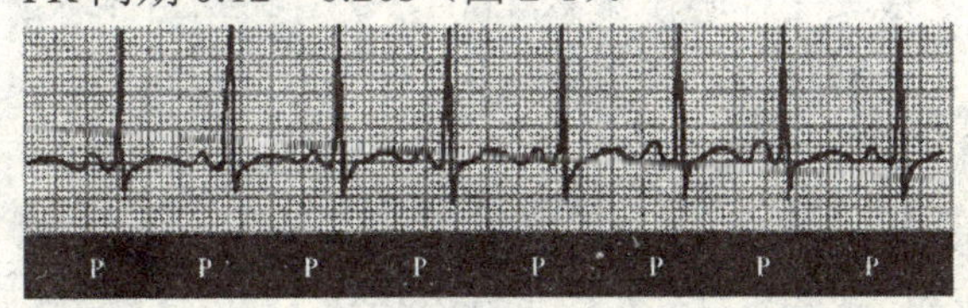

图 2-1　窦性心律

（一）窦性心动过速★

成人窦性心律在 100～150 次 / 分，偶有高达 200 次 / 分，称窦性心动过速。

1．病因　多数属生理现象，健康人常在吸烟，饮茶、咖啡、酒，剧烈运动或情绪激动等情况下发生。在某些疾病时也可发生，如发热、甲亢、贫血、心肌缺血、心力衰竭、休克等。应用肾上腺素、阿托品等药物亦常引起窦性心动过速。

2．心电图特征　窦性 P 波规律出现，频率＞100 次 / 分，PP 间隔＜0.6s（图 2-2）。

3．治疗原则　一般不需特殊治疗。必要时可应用 β 受体阻滞剂如美托洛尔，减慢心率。

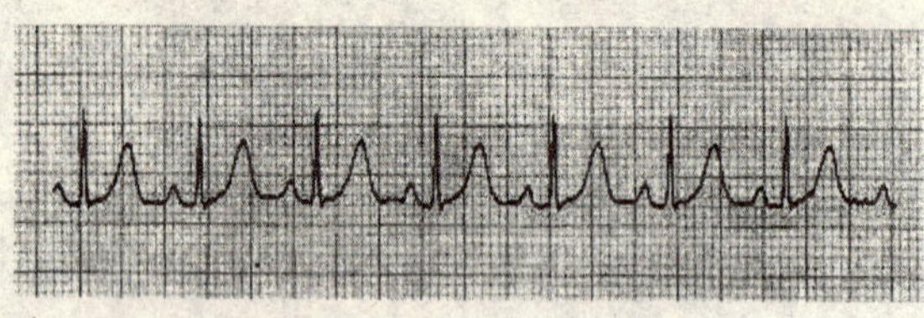

图 2-2　窦性心动过速

（二）窦性心动过缓

成人窦性心律频率＜60 次 / 分，称窦性心动过缓。常同时伴发窦性心律不齐（不同 PP 间期的差异大于 0.12s）。

1．病因　多见于健康的青年人、运动员、睡眠状态，为迷走神经张力增高所致。亦可见于颅内压增高、器质性心脏病、严重缺氧、甲状腺功能减退、阻塞性黄疸等。

2．心电图特征　窦性 P 波规律出现，频率＜60 次 / 分，PP 间隔＞1s（图 2-3）。

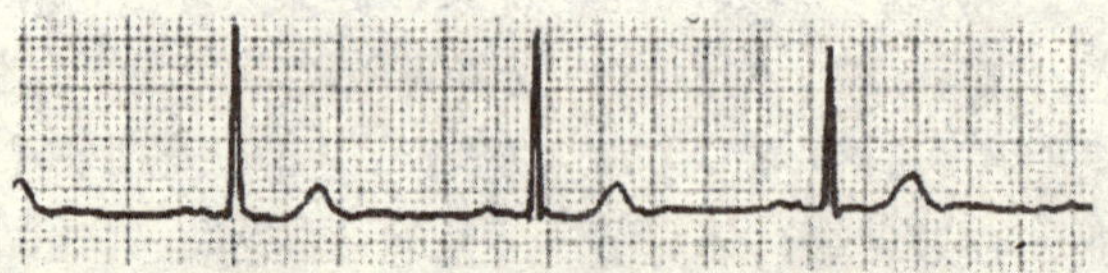

图 2-3　窦性心动过缓

3．治疗原则　无症状不需治疗；病理性心动过缓应针对病因采取相应治疗措施。如因心率过缓而出现症状者则可用阿托品、异丙肾上腺素等药物，但不宜长期使用。症状不能缓解者可考虑心脏起搏治疗。

（三）窦性心律不齐

窦性心律频率在 60～100 次 / 分，快慢不规则称之为窦性心律不齐。

心电图特征：窦性 P 波 PP 或 RR 间隔长短不一，相差>0.12s 以上（图 2-4）。

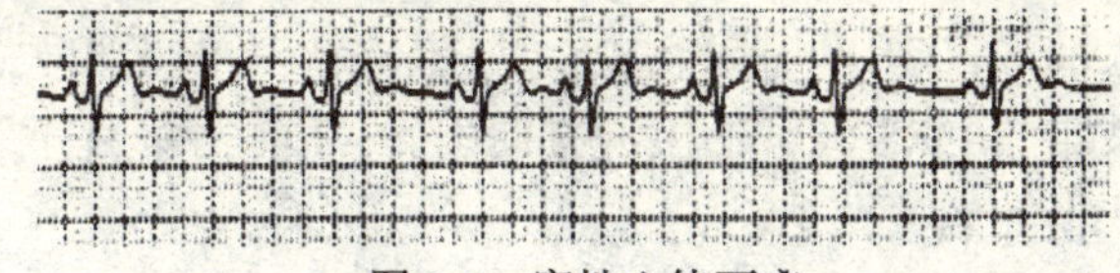

图 2-4　窦性心律不齐

二、期前收缩

期前收缩是窦房结以外的异位起搏点兴奋性增高，过早发出冲动引起的心脏搏动。

如每一个窦性搏动后出现一个期前收缩，称为二联律；每两个窦性搏动后出现一个期前收缩，称为三联律；每一个窦性搏动后出现两个期前收缩，称为成对期前收缩。

（一）病因

健康人在过度劳累、情绪激动、大量吸烟和饮酒、饮浓茶、进食咖啡因等可引起期前收缩。各种器质性心脏病如冠心病、心肌炎、心肌病、风湿性心脏病、二尖瓣脱垂等可引起期前收缩。电解质紊乱、应用某些药物亦可引起期前收缩。

（二）心电图特征

1. 房性期前收缩　P 波提早出现，其形态与窦性 P 波不同，PR 间期大于 0.12s，QRS 波群形态与正常窦性心律的 QRS 波群相同，期前收缩后有不完全代偿间歇（图 2-5）。

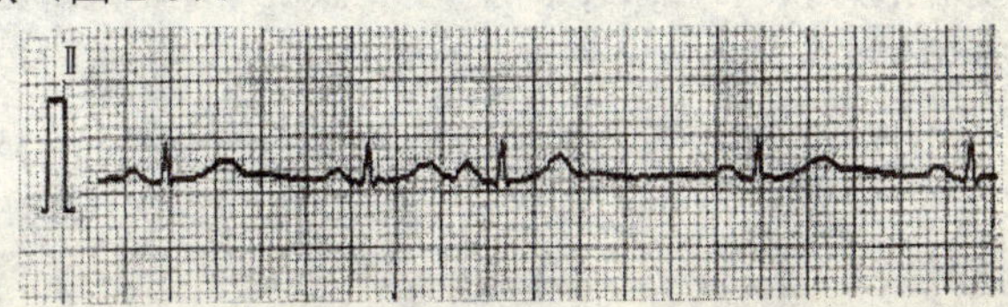

图 2-5　房性期前收缩

2．室性期前收缩　QRS 波群提前出现，形态宽大畸形，QRS 时限＞12s，与前一个 P 波无相关；T 波常与 QRS 波群的主波方向相反；期前收缩后有完全代偿间歇（图 2-6）。

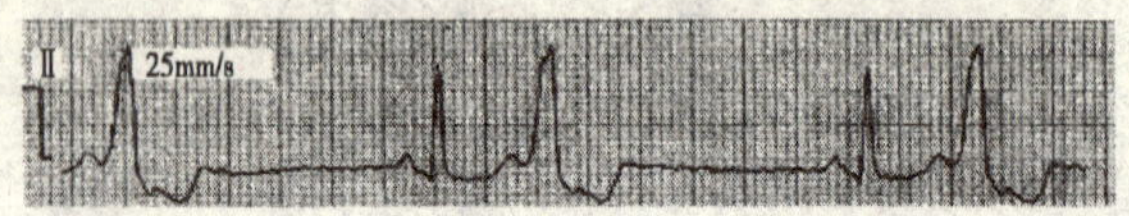

图 2-6　室性期前收缩

（三）治疗原则★★

对症状明显、呈联律的期前收缩需应用抗心律失常药物治疗，如频发房性、交界区性期前收缩常选用维拉帕米、β 受体阻滞剂等；室性期前收缩常选用利多卡因、美西律、胺碘酮等。

三、颤　动

（一）心房颤动

1．病因　常发生于器质性心脏病病人，如风湿性心瓣膜病（以二尖瓣狭窄最常见）、冠心病、高血压性心脏病、甲状腺功能亢进、心力衰竭、心肌病、感染性心内膜炎、肺源性心脏病等。也可见健康人情绪激动、手术后、急性酒精中毒、运动后出现房颤。

2．心电图特征　为窦性 P 波消失，代之以大小、形态及规律不一的 f 波，频率 350～600 次 / 分，QRS 波群形态正常，RR 间隔完全不规则，心室率极不规则，通常在 100～160 次 / 分（图 2-7）。

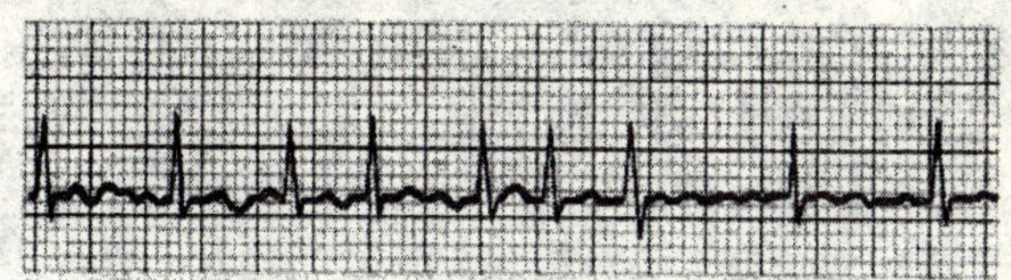

图 2-7　心房颤动

3．治疗原则　可用同步直流电复律或药物复律。

（二）心室颤动★★★★★

室颤是最严重的心律失常，相当于心室停搏。

1．病因　常见于急性心肌梗死、洋地黄中毒、严重低血钾、心脏手术、电击伤，以及胺碘酮、奎尼丁中毒等也可引起，是器质性心脏病和其他疾病危重病人临终前发生的心律失常。

2．临床表现　室颤一旦发生，表现为迅速意识丧失、抽搐、发绀，继而呼吸停止，瞳孔散大甚至死亡。查体心音消失、脉搏触不到，血压测不到。

3．心电图特征　QRS 波群与 T 波消失，呈完全无规则的波浪状曲线，形状、频率、振幅高低各异（图 2-8）。

4．治疗原则　室颤可致心搏骤停，发生室颤应立即作非同步直流电除颤，同时进行胸外心脏按压及人工呼吸，保持呼吸道通畅，迅速建立静脉通路，并经静脉注射复苏和抗心律失常药物等抢救措施。

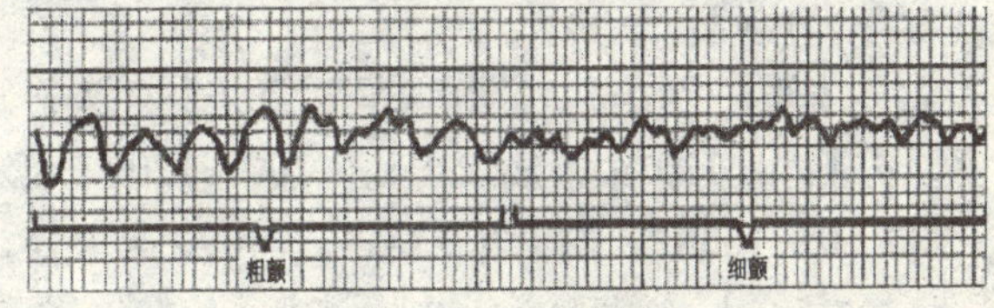

图 2-8　心室颤动

严重心律失常病人应实行心电监护，注意有无引起猝死的危险征兆，如频发性、多源性、成联律、Ron T室性期前收缩，阵发性室上性心动过速，心房颤动，二度Ⅱ型房室传导阻滞等。

随时有猝死危险的心律失常，如阵发性室性心动过速、心室颤动、三度房室传导阻滞等。

5. 用药护理 正确、准确使用抗心律失常药物，观察药物不良反应。应用利多卡因须注意静脉注射不可过快、过量，以免导致传导阻滞、低血压、抽搐甚至呼吸抑制和心脏停搏。

6. 心脏电复律护理

非同步电复律适用于室颤、持续性室性心动过速。同步电复律适用于有R波存在的各种快速异位心律失常，如房颤、室性阵发性心动过速等。

第四节 先天性心脏病病人的护理

一、小儿循环系统解剖生理特点

1. 心脏 胚胎发育2～8周为心脏形成的关键期。

护考宝点：同学们应注意小儿心尖搏动位置与成人心尖搏动位置的区别。成人心尖搏动位于胸骨左缘第5肋间，锁骨中线内0.5～1.0cm。

2. 心率 新生儿时期，心率120～140次／分，1岁以内110～130次／分，2～3岁100～120次／分，4～7岁80～100次／分，8～14岁70～90次／分。

护考宝点：小儿心率的数值遵循一定规律：在8岁之前，年龄增加1岁，心率减慢10次。大家记住了新生儿心率后，其他年龄段的心率就很容易推导出来。如 4～7 岁的心率，年龄增加了 4 岁，心率就在新生儿心率的基础上减去 40，即为 80～100 次/分。其他心率以此类推。

3．血压　1 岁以内的婴儿收缩压 80mmHg（10.67kPa），2 岁以后小儿收缩压可用（年龄×2＋80）mmHg 或（年龄×0.27＋10.67）kPa 公式计算，小儿的舒张压=收缩压×2/3。

二、先天性心脏病病人的护理

1．左向右分流型（潜伏青紫型）　常见房间隔缺损、室间隔缺损和动脉导管未闭。

2．右向左分流型（青紫型）　常见法洛四联症。

3．无分流型（无青紫型）　常见主动脉缩窄和肺动脉狭窄等。

常见先天性心脏病的特点

1．房间隔缺损　心电图检查：右心房和右心室肥大。X 线检查可见肺门“舞蹈”征。

2．室间隔缺损　室间隔缺损为最常见的先天性心脏畸形

3．动脉导管未闭

4．法洛四联症　以肺动脉狭窄、室间隔缺损、主动脉骑跨和右心室肥厚为主要临床特征。其中以肺动脉狭窄为重要畸形。

（1）临床表现：患儿有蹲踞现象。查体可见患儿发育落后，有青紫，舌色发暗，杵状指（趾）。

护考宝点：法洛四联症患儿由于缺氧，红细胞代偿性增多，血液黏稠度增加，患儿易出现脑血管栓塞。

（2）辅助检查：超声心动图：可见主动脉内径增宽、骑跨室间隔上，室间隔中断，可判断骑跨程度。

（3）治疗要点

1）•缺氧发作：①立即予以膝胸体位；②吸氧、镇静；③吗啡 0.1～0.2mg/kg，皮下或肌内注射；④β 受体阻滞剂普萘洛尔加入 10%葡萄糖稀释后缓慢静脉注射，必要时 15min 后再重复一次；⑤纠正代谢性酸中毒，给予碳酸氢钠，缓慢静脉注入，10～15min 可重复应用；⑥严重意识丧失，血压不稳定，尽早行气管插管，人工呼吸。

2）护理措施

① 休息：根据病情安排适当活动量，以免加重心脏负荷。

② 病室环境设置及要求：室内温度适宜，20～22℃，湿度 55%～60%。

③ 注意观察病情，防止并发症发生。

a．注意观察，法洛四联症患儿一旦缺氧发作，应立即将小儿置于膝胸卧位，给予吸氧，并与医生配合给予吗啡及普萘洛尔抢救治疗。

b．法洛四联症患儿血液黏稠度高，发热、出汗、吐泻时，体液量减少，加重血液浓缩易形成血栓，因此要注意供给充足液体，必要时可静脉输液。

④ 药物治疗护理：服用洋地黄药物的护理要点：

服用洋地黄药物前数脉搏 1min，儿童低于 60 次 / 分或大于 100 次 / 分，婴儿低于 80 次 / 分或大于 160 次 / 分应停药。

第五节　高血压病人的护理

教学部：010-63583155

目前我国采用的是 1999 年 WHO/ISH（世界卫生组织 / 国际高血压联盟）血压分级（表 2-1）。

表 2-1　血压水平的定义和分类（mmHg）

类别	收缩压kPa（mmHg）	舒张压kPa（mmHg）
理想血压	16.0（120）	＜10.7（80）
正常血压	＜17.3（130）	＜11.3（85）
正常高限	17.3～18.5（130～139）	11.3～11.9（85～89）
Ⅰ级高血压	18.7～21.2（140～159）	12.0～13.2（90～99）
亚组：临界高血压	18.7～19.9（140～149）	12.0～12.5（90～94）
Ⅱ级高血压	21.3～23.9（160～179）	13.3～14.5（100～109）
Ⅲ级高血压	≥24.0（180）	≥14.7（110）
单纯收缩期高血压	≥18.7（140）	＜12.0（90）
亚组：临界收缩期高血压	18.7～19.9（140～149）	＜12.0（90）

护考宝点：高血压的分级遵循一定规律：收缩压增加20mmHg，舒张压增加10 mmHg，考生记住Ⅰ级高血压后，Ⅱ级、Ⅲ级血压值就很容易推导出来。

一、病因★★★

原发性高血压主要危险因素包括：①年龄：男＞55 岁，女＞65 岁；②吸烟；③高胆固醇血症；④糖尿病；⑤家族早发冠心病史，发病年龄男性＜55 岁，女性＜65 岁。次要危险因素有高密度脂蛋白（HDL）下降、低密度脂蛋白（LDL）升高、肥胖、糖耐量异常、缺乏体力活动、高纤维蛋白溶酶原血症等。

二、临床表现★★★★★

1. 一般表现 部分病人可表现为头晕、头痛、耳鸣、颈部板紧、眼花、乏力、失眠，有时可有心悸和心前区不适感等症状，紧张或劳累后加重。

2. 并发症 脑、心、肾、眼底血管损伤，出现相应表现。

（1）脑血管意外：脑动脉硬化，可发生脑动脉血栓形成和微小动脉瘤，如果动脉瘤破裂则引起脑出血。

（2）心力衰竭：左室后负荷加重，心肌肥厚与扩大，可出现心力衰竭。

（3）肾衰竭

（4）视网膜改变：视网膜小动脉早期发生痉挛，随发展出现硬化、视网膜动脉狭窄、渗出、出血、视乳头水肿。

（5）高血压危象：在高血压早期与晚期均可发生。主要表现有头痛、烦躁、眩晕、心悸、气急、视力模糊、恶心、呕吐等症状，同时可伴有动脉痉挛和累及靶器官缺血症状。

诱因常是紧张、劳累、寒冷、嗜铬细胞瘤发作、突然停用降压药等。

（6）高血压脑病：重症高血压病人易发生。临床表现以脑病症状和体征为特点，严重头痛、呕吐、意识障碍、精神错乱、抽搐，甚至昏迷。

（7）脑血管病：包括短暂性脑缺血发作、脑出血、脑血栓、腔隙性脑梗死等。

三、治疗原则

（一）改善生活行为

（1）减轻体重，尽量将体重指数控制在<25。

（2）限制钠盐摄入，每日食盐量不超过 6g。

（3）补充钙和钾，每日食用新鲜蔬菜 400～500g，牛奶 500ml，可以补充钾 1000mg 和钙 400mg。

（4）减少脂肪摄入，脂肪量应控制在膳食总热量的 25%以下。

（5）戒烟、限制饮酒，每日饮酒量不超过 50g 乙醇的量。

（6）低、中度等张运动，可根据年龄和身体状况选择运动方式如慢跑、步行，每周 3～5 次，每次可进行 20～60min。

（二）药物治疗

1．利尿剂 常用呋塞米，主要不良反应有电解质紊乱和高尿酸血症。

2．β受体阻滞剂 常用阿替洛尔，主要不良反应有心动过缓和支气管收缩，阻塞性支气管疾病病人禁用。

3．钙通道阻滞剂（CCB） 常用硝苯地平，维拉帕米。主要不良反应有颜面潮红、头痛，长期服用硝苯地平可出现胫前水肿。

4．血管紧张素转换酶抑制剂（ACEI） 常用卡托普利，主要不良反应有干咳、味觉异常、皮疹等。

5．血管紧张素Ⅱ受体阻滞剂（ARB） 常用包括：氯沙坦，缬沙坦。可以避免 ACEI 类药物的不良反应。注意需要从小剂量开始，逐渐增量。

（三）并发症的治疗原则★★

处理高血压急症应要求使用起效快、作用持续时间短、不良反应小的药物，临床上常用的有硝普钠、硝酸甘油、尼卡地平、地尔硫䓬、拉贝洛尔等，一般情况下首选硝普钠。

（1）硝普钠：可扩张动脉和静脉，降低心脏前后负荷。

（2）硝酸甘油：可扩张静脉，选择性扩张冠状动脉和大动脉。主要用于急性心力衰竭或急性冠脉综合征时高血压急症，起效快。不良反应有心动过速、面色潮红、头痛、呕吐等。

（3）尼卡地平：不良反应有心动过速、面色潮红等。

（4）地尔硫䓬：本药具有降压、改善冠状动脉血流量和控制快速室上性心律失常的作用，主要用于高血压危象、急性冠脉综合征。不良反应有面色潮红、头痛等。

（5）拉贝洛尔：本药起效快，但持续时间长，主要用于妊娠或肾功能衰竭时高血压急症。不良反应有头晕、直立性低血压、房室传导阻滞等。

四、护理措施★★★★★

（1）高血压初期可不限制一般的体力活动，避免重体力活动，保证足够的睡眠。血压较高、症状较多或有并发症的病人应卧床休息，避免体力和脑力的过度兴奋。

（2）高血压脑血管意外病人应半卧位，避免活动、安定情绪、遵医嘱给予镇静剂，血压增高时遵医嘱静点硝普钠治疗。

（3）发生心力衰竭时给予吸氧4～6L/min，有急性肺水肿时可给予35%乙醇湿化吸氧，6～8L/min。

（4）用药护理：药物一般从小剂量开始，可联合用药，以增强疗效，减少不良反应。某些降压药物可有直立性低血压不良反应，应指导病人在改变体位时要动作缓慢，当出现头晕、眼花、恶心、眩晕时，应立即平卧，以增加回心血量，改善脑部血液供应。

（5）限制钠盐摄入＜6g/d，可减少水、钠潴留，减轻心脏负荷，降低外周阻力，达到降低血压，改善心功能的目的。

（6）减轻体重，特别是向心性肥胖病人，应限制每日摄入总热量，以达到控制和减轻体重的目的。

（7）运动如跑步、行走、游泳，运动量指标为收缩压升高、心率增快，但舒张压不升高，一段时间后，血压下降，心率增加的幅度下降的运动量。

（8）避免诱因：① 应指导病人自己控制情绪，调整生活节奏，生活环境应安静，避免噪声刺激和引起精神过度兴奋的活动。② 冬天外出时注意保暖，室温不宜过低。③ 保持大便通畅，避免剧烈运动和用力咳嗽，以防发生脑血管意外。④ 避免突然改变体位，禁止长时间站立。⑤ 不用过热的水洗澡和蒸汽浴。

第六节　冠状动脉粥样硬化性心脏病病人的护理

一、心绞痛

（一）病因

冠状动脉粥样硬化所致的冠脉管腔狭窄和（或）部分分支闭塞时，冠状动脉扩张能力减弱，血流量减少。

（二）临床表现★★★★★

阵发性胸痛或心前区不适是典型的心绞痛特点：

（1）疼痛部位：胸骨体中段或上段，可波及心前区，甚至整个前胸，边界表达不清。可放射至左肩、左臂内侧，甚至可达左手无名指和小指，也可向上放射至颈、咽部和下颊部。部分病人疼痛部位可不典型。

（2）疼痛性质：常为压迫感、发闷、紧缩感也可为烧灼感，偶可伴有濒死感。病人可因疼痛而被迫停止原来的活动，直至症状缓解。

（3）持续时间：多在 1～5min 内，一般不超过 15min。

（4）缓解方式：休息或含服硝酸甘油后几分钟内缓解。

（5）诱发因素：常由于体力劳动或情绪激动、饱餐、寒冷、吸烟、心动过速、休克等情况而诱发。

（三）辅助检查

1．心电图检查　缓解期可无任何表现。发作期可见 ST 段压低＞0.1mV，T 波低平或倒置。

2．冠状动脉造影　可发现冠脉系统病变的范围和程度，当管腔直径缩小 70%～75%以上时，将严重影响心肌供血。

（四）治疗原则★★★★★

心绞痛发作期治疗

（1）发作时立刻休息。

（2）应用硝酸酯类药物：是最有效、作用最快的终止心绞痛发作的药物。如舌下含化硝酸甘油 0.3～0.6mg，1～2min 开始起效，作用持续 30min 左右，或舌下含化硝酸异山梨醇酯 5～10mg，2～5min 起效，作用持续 2～3h。

（五）护理措施★

1．一般护理 心绞痛发作时应立即停止活动，同时舌下含服硝酸甘油。缓解期可适当活动，避免剧烈运动，保持情绪稳定。秋、冬季外出应注意保暖，以防冠脉收缩，加重心肌缺血。对吸烟病人应鼓励戒烟，以免加重心肌缺氧。

2．用药护理 观察药物不良反应，应用硝酸甘油时，嘱咐病人舌下含服，或嚼碎后含服，应在舌下保留一些唾液，以利于药物迅速溶解而吸收。含药后应平卧，以防低血压的发生。服用硝酸酯类药物后常有头胀、面红、头晕、心悸等血管扩张的表现，一般持续用药数天后可自行好转。

3．饮食护理 宜低热量、低脂肪、低胆固醇、少糖、少盐、适量蛋白质、纤维素和丰富的维生素饮食，宜少食多餐，不宜过饱，不饮浓茶、咖啡，避免辛辣刺激性食物。

（六）健康教育

（1）告诉病人宜摄入低热量、低动物脂肪、低胆固醇、少糖、少盐、适量蛋白质食物，饮食中应有适量的纤维素和丰富的维生素，宜少食多餐，不宜过饱，不饮浓茶、咖啡，避免辛辣刺激性食物。肥胖者控制体重。

（2）教育病人预防疼痛很重要，寒冷可使冠脉收缩，加重心肌缺血，故冬季外出应注意保暖。告诉病人洗澡不要在饱餐或饥饿时进行，洗澡水温度不要过冷或过热，时间不宜过长，不要锁门，以防意外。有吸烟习惯的病人应戒烟，因为吸烟产生的一氧化碳影响氧合，加重心肌缺氧，引发心绞痛。

（3）帮助病人合理安排活动和休息。缓解期可适当活动，但应避免剧烈运动（如快速登楼、追赶汽车），保持情绪稳定，避免过度劳累。

（4）强调定期复查的重要性，定期检查心电图、血脂、血糖情况，积极治疗高血压、控制血糖和血脂。如出现不适或疼痛加重，用药效果不好，应到医院就诊。

（5）提高病人服药的依从性，按医嘱服药，平时要随身携带保健药盒（内有保存在深色瓶中的硝酸甘油等药物）以备急用，并注意定期更换。学会自我监测药物的副反应，自测脉率、血压，密切观察心率血压变化，如发现心动过缓应到医院调整药物。

二、急性心肌梗死

（一）病因

在冠状动脉严重狭窄的基础上，一旦心肌需血量猛增或冠脉血供锐减，使心肌缺血达 1h 以上，即可发生急性心肌梗死。

（二）临床表现★★★★★

1．先兆表现　约半数以上病人发病数日或数周前有胸闷、心悸、乏力、恶心、大汗、烦躁、血压波动、心律失常、心绞痛等前驱症状。以新发生的心绞痛，或原有心绞痛发作频繁且程度加重、持续时间长、硝酸甘油效果不好为常见。

2．主要症状

（1）疼痛：是最早、最突出的症状，其性质和部位与心绞痛相似，但程度更剧烈，伴有烦躁、大汗、濒死感。

（2）心源性休克。

（3）心律失常：是急性心肌梗死病人死亡的主要原因。约有 75%～95%的病人发生心律失常，多发生于病后 1～2d 内，前 24h 内发生率最高，以室性心律失常最多见，如频发室性期前收缩，成对出现或呈短阵室性心动过速，常是出现室颤的先兆。室颤是急性心肌梗死早期病人死亡的主要原因。

（三）辅助检查★★★

1．心电图改变

（1）特征性改变：①面向坏死区的导联，出现宽而深的异常Q波；②在面向坏死区周围损伤区的导联，出现 ST 段抬高呈弓背向上；③在面向损伤区周围心肌缺氧区的导联，出现 T 波倒置；④在背向心肌梗死的导联则出现 R 波增高、ST 段压低、T 波直立并增高。

（2）动态性改变：起病数小时后 ST 段弓背向上抬高，与直立的 T 波连接成单向曲线；2d 内出现病理性 Q 波，R 波减低；数日后 ST 段恢复至基线水平，T 波低平、倒置或双向；数周后 T 波可倒置，病理性 Q 波永久遗留。

（3）定位诊断：ST段抬高性心肌梗死的定位和范围可根据出现特征性改变的导联数来判断：V_1～V_5导联示广泛前壁心肌梗死，V_1、V_2、V_3导联示前间壁心肌梗死，V_3～V_5导联示局限前壁心肌梗死，Ⅱ、Ⅲ、aVF导联示下壁心肌梗死，Ⅰ、aVL导联示高侧壁心肌梗死，V_7～V_8导联示正后壁心肌梗死，Ⅱ、Ⅲ、aVF导联伴右胸导联ST段抬高，可作为下壁心肌梗死并发右室梗死的参考指标。

2．血心肌坏死标记物增高是诊断心肌梗死的敏感指标

（1）肌红蛋白

（2）肌钙蛋白

（3）肌酸磷酸激酶是出现最早、恢复最早的酶。

（四）治疗原则★★★★★

1．一般治疗

（1）休息：急性期卧床休息12h，若无并发症，24h内应鼓励病人床上活动肢体，第3天可床边活动，第4天起逐步增加活动，一周内可达到每日3次步行100～150米。

（2）监护：急性期进行心电图、血压、呼吸监护，密切观察生命体征变化和心功能变化，防止并发症的发生。

（3）吸氧：急性期持续吸氧4～6L/min，如发生急性肺水肿，给予6～8L/min，并以35%乙醇湿化。

（4）抗凝治疗：无禁忌证病人嚼服肠溶阿司匹林150～300mg，连服3日，以后改为75～150mg/d，长期服用。

2．解除疼痛　哌替啶50～100mg肌内注射、吗啡5～10mg皮下注射或罂粟碱30～60mg肌内注射。也可用硝酸甘油静脉点滴。

3．心肌再灌注　心肌再灌注是一种积极治疗措施，应在发病12h内，最好在3～6h内进行，使冠状动脉再通，心肌再灌注，使濒临坏死的心肌得以存活，坏死范围缩小，减轻梗死后心肌重塑，改善预后。

（五）护理措施★★★★★

1．保证身心休息 急性期绝对卧床，尽量避免搬动，避免诱因减少疼痛发作。同时保持环境安静、整齐，减少探视，避免不良刺激，保证睡眠。

2．改善活动耐力 给病人制定逐渐活动计划，限制最大活动量的指标是病人活动后出现呼吸加快或困难、脉搏过快或活动停止后 3min 未恢复。如活动时出现血压异常、胸痛、眩晕应停止活动。

3．防止便秘护理 向病人强调预防便秘的重要性，食用富含纤维食物，注意饮水，遵医嘱长期服用缓泻剂，保证大便通畅。必要时应用润肠剂、低压灌肠等。

4．饮食护理 合理饮食低热量、低脂、低胆固醇，总热量不宜过高，以维持正常体重为度。少量多餐，多食含纤维素和果胶的食物，避免食用刺激性食品。

5．用药护理 应用抗凝药物如阿司匹林、肝素，使用过程中应严密观察有无出血倾向。应用溶栓治疗时应严密监测出凝血时间和纤溶酶原，防止出血，注意观察有无牙龈、皮肤、穿刺点出血和大小便的颜色。如出现大出血时需立即停止溶栓，输鱼精蛋白，输血。

第七节 心脏瓣膜病病人的护理

风湿性心瓣膜病与A族乙型溶血性链球菌反复感

染有关，最常受累的是二尖瓣，其次是主动脉瓣。

一、临床类型与表现

（一）二尖瓣狭窄★★★★★

1．临床表现

（1）症状：最常出现的早期症状是劳力性呼吸困难，常伴有咳嗽，随着瓣膜口狭窄的加重，可出现阵发性夜间呼吸困难，严重时可导致急性肺水肿，咳嗽、咳粉红色泡沫痰。可常出现以房颤为代表的心律失常。

（2）体征：可出现面部两颧绀红、口唇轻度发绀，称“二尖瓣面容”。

2．辅助检查

超声心动图：是明确诊断的可靠方法。

（二）二尖瓣关闭不全

1．临床表现

（1）症状：轻者可无症状，重者出现左心功能不全的表现如疲倦、心悸、劳力性呼吸困难等，后期可出现右心功能不全的表现。

（2）体征：心脏搏动增强并向左下移位；心尖部可闻及收缩期粗糙吹风样杂音是最重要体征。

2．辅助检查

超声心动图：脉冲式多普勒超声、彩色多普勒血流显像明确诊断的敏感性高。

（三）主动脉瓣狭窄

1．临床表现

（1）症状：劳力性呼吸困难、心绞痛、晕厥是主动脉瓣狭窄典型的三联症。

（2）体征：主动脉瓣区可闻及响亮、粗糙的收缩期吹风样杂音是主动脉瓣狭窄最重要的体征，可向颈部传导。主动脉瓣区可触及收缩期震颤。

2．辅助检查

超声心动图：是明确诊断、判断狭窄程度的重要方法。

（四）主动脉瓣关闭不全

1．临床表现

（1）症状：轻者可无症状。重者可有心悸，心前区不适、头部强烈的震动感，常有体位性头晕。

（2）体征：第二主动脉瓣区可听到舒张早期叹气样杂音。

2．辅助检查

超声心动图　M 型显示二尖瓣前叶或室间隔舒张期纤细扑动，是可靠诊断征象。

二、并发症

1．充血性心力衰竭　首要的并发症，也是就诊和致死的主要原因。诱因是感染、风湿活动、心律失常、洋地黄使用不当、劳累和妊娠等。

2．心律失常　房颤是风湿性心瓣膜病最常见的心律失常，并发之后可诱发或加重心力衰竭。

3．亚急性感染性心内膜炎　主动脉瓣关闭不全病人发生率较高，常见致病菌为草绿色链球菌。常有发热、寒战、皮肤黏膜瘀点、进行性贫血，病程长者可出现脾大、杵状指等全身症状。

4．栓塞　多见于二尖瓣狭窄伴有房颤的病人，血栓脱落引起周围动脉栓塞，以脑动脉栓塞常见。

三、健康教育

（1）教育病人要注意适当锻炼，注意保暖，加强营养，合理饮食，提高机体抵抗力，加强自我保健，避免呼吸道感染，一旦发生，应立即就诊、用药治疗。

（2）指导病人避免诱发因素，协助病人作好休息及活动的安排，避免重体力劳动、过度劳累和剧烈运动。要劝告反复发生扁桃体炎病人，在风湿活动控制后2～4个月可手术摘除扁桃体。在拔牙、内镜检查、导尿、分娩、人工流产等手术前，应告诉医生自己有风心病史，便于预防性使用抗生素。

第八节　感染性心内膜炎病人的护理

一、病　因

感染性心内膜炎主要由链球菌和葡萄球菌感染引起。急性感染性心内膜炎主要由金黄色葡萄球菌引起。亚急性感染性心内膜炎以草绿色链球菌感染最常见。

二、临床表现

（一）症状

1. 发热　发热是感染性心内膜炎最常见的症状。

2. 非特异性症状　脾大、贫血、杵状指/趾。

3. 动脉栓塞　多发生于病程后期，但也有少部分病人为首发症状。

（二）体征

1. 心脏杂音　80%～85%的病人可闻及心脏杂音。

2. 周围体征　①瘀点，多见病程长者，可出现于任何部位，以锁骨、皮肤、口腔黏膜和睑结膜常见。

②指、趾甲下线状出血。③Roth 斑，表现为视网膜的卵圆形出血斑，其中心呈白色。④Osler 结节，为指和趾垫出现豌豆大的红色或紫色痛性结节，较常见于亚急性感染性心内膜炎。⑤Janeway 损害，位于手掌和足底处，直径 1～4mm，无痛性出血红斑，主要见于急性感染性心内膜炎。

（三）并发症

1．心脏并发症

（1）心力衰竭：是最常见并发症。

（2）心肌脓肿：常见于急性感染性心内膜炎病人。

（3）急性心肌梗死。

（4）化脓性心包炎。

（5）心肌炎。

2．细菌性动脉瘤

3．迁移性脓肿

4．神经系统

（1）脑栓塞。

（2）脑细菌性动脉瘤。

（3）脑出血。

（4）中毒性脑病。

（5）化脓性脑膜炎。

（6）脑脓肿。

5．肾脏 大多数病人有肾损害：① 肾动脉栓塞和肾梗死，多见于急性感染性心内膜炎病人。② 局灶性或弥漫性肾小球肾炎，常见于亚急性感染性心内膜炎病人。③ 肾脓肿，少见。

三、辅助检查

血培养 是诊断菌血症和感染性心内膜炎的最

有价值的方法

四、护理措施

1. 饮食护理 高热可引起的机体消耗，要给予高热量、高蛋白、高维生素、易消化的半流食或软食，注意补充蔬菜、水果，变换膳食花样和口味，促进食欲，补充营养。

2. 正确采集血标本 对于未开始治疗的亚急性感染性心内膜炎病人应在第一日每间隔 1 小时采血 1 次，共 3 次。如次日未见细菌生长，重复采血 3 次后，开始抗生素治疗。已用过抗生素病人，应停药 2～7d 后采血。

急性感染心内膜炎病人应在入院后 3h 内，每隔 1 小时取 1 次血标本，共取 3 个血标本后开始治疗。每次取静脉血 10～20ml，作需氧和厌氧培养，至少应培养 3 周。

五、健康教育

（1）向病人介绍就诊注意事项，告诉病人在就诊时应向医生讲明本人有心内膜炎病史，在实施口腔内手术如拔牙、扁桃体摘除，上呼吸道手术或操作及生殖、泌尿、消化道侵入性检查或其他外科手术前，应预防性使用抗生素。

（2）指导病人预防感染，嘱咐病人平时要注意防寒、保暖，保持口腔及皮肤清洁，不要挤压痤疮、疖、痈等感染病灶，减少病原菌侵入机会。

第九节　心肌疾病病人的护理

一、扩张型心肌病

近年来研究认为扩张型心肌病的发病与持续病毒感染和自身免疫反应有关，尤其以柯萨奇病毒 B 感染最为密切。

二、肥厚型心肌病

肥厚型心肌病是以心室非不对称性肥厚，并累及室间隔使心室腔变小为特征，以左心室血液充盈受阻、舒张期顺应性下降为基本病态的心肌病。约有 1/2 病人有家族史，患病男性高于女性，青年发病率高，本病主要死亡原因是心源性猝死，亦为青年猝死的常见原因。

三、心肌病病人的护理措施

1. 立即停止活动，卧床休息　给予吸氧，氧流量 2～4L/min。

2. 避免诱因　防止诱发心绞痛，避免劳累、提取重物、突然起立或屏气、情绪激动、饱餐、寒冷刺激等。戒烟酒。如出现疼痛或疼痛加重或伴有冷汗、恶心、呕吐时告诉医护人员，及时处理。

3. 饮食要求　给予高蛋白、高维生素、清淡饮食，增强机体抵抗力，有心力衰竭的病人要低盐饮食。要注意多食用蔬菜、水果，保持大便通畅，减轻排便负担。

第十节　心包疾病病人的护理

一、急性心包炎

1. 症状

（1）胸痛：心前区疼痛是纤维蛋白性心包炎主要症状，如急性非特异性心包炎、感染性心包炎。疼痛常位于心前区或胸骨后。

（2）呼吸困难：是心包积液时最突出的症状。

（3）心脏压塞：心包积液快速增加可引起急性心脏压塞，出现气促、心动过速、血压下降、大汗淋漓、四肢冰凉，严重者可意识恍惚，发生急性循环衰竭、休克等。如积液积聚较慢，可出现亚急性或慢性心脏压塞，表现为颈静脉怒张、静脉压升高、奇脉。

2. 体征

（1）心包摩擦音：是纤维蛋白性心包炎的典型体征。

（2）心包积液：积液量大时可出现心包积液征（Ewart 征），即在左肩胛骨下叩诊浊音和闻及因左肺受压引起的支气管呼吸音。

（3）心脏压塞：按心脏压塞程度，脉搏可表现为正常、减弱或出现奇脉。奇脉是大量心包积液病人触诊时，桡动脉搏动呈吸气性显著减弱或消失，呼气时又复原的现象。

3. 并发症

（1）复发性心包炎：是急性心包炎最难处理的并发症。

（2）缩窄性心包炎：常见于结核性心包炎、化脓性心包炎、创伤性心包炎。

二、缩窄性心包炎

（一）病因

缩窄性心包炎继发于急性心包炎，病因以结核性心包炎为最常见。

（二）临床表现

1．症状 常见症状为劳力性呼吸困难、疲乏、食欲缺乏、上腹胀满或疼痛。

2．体征 有颈静脉怒张、肝大、腹水、下肢水肿、心率增快，可见 Kussmaul 征（吸气时周围静脉回流增多而已缩窄的心包使心室失去适应性扩张的能力，致静脉压增高，吸气时颈静脉更明显扩张）。

腹水常较皮下水肿出现得早、明显得多，这种情况与心力衰竭中所见相反。

脉搏细弱无力，动脉收缩压降低，脉压变小。有时可有房颤。心尖搏动不明显，心音减低，少数病人在胸骨左缘第 3、4 肋间可闻及心包叩击音。

第十一节　周围血管疾病病人的护理

一、下肢静脉曲张病人的护理

（一）病因★

静脉壁软弱、静脉瓣膜缺陷以及浅静脉内压力持续升高是引起浅静脉曲张的主要原因。

（二）临床表现

以大隐静脉曲张多见，单独的小隐静脉曲张比较少见；左下肢多见，但双下肢可先后发病。主要表现为下肢浅静脉曲张、蜿蜒扩张、迂曲。

（三）辅助检查★★★★

1．特殊检查

（1）大隐静脉瓣膜功能试验：即 Trendelenburg 试验。病人平卧，抬高下肢排空静脉，在大腿根部扎止血带阻断大隐静脉，然后让病人站立，10s 钟内放开止血带，若出现自上而下的静脉逆向充盈，提示瓣膜功能不全。若未放开止血带前，止血带下方的静脉在 30s 内已充盈，则表明交通静脉瓣膜关闭不全。根据同样原理在腘窝部扎止血带，可检测小隐静脉瓣膜的功能。

（2）深静脉通畅试验：即 Perthes 试验。用止血带阻断大腿浅静脉主干，嘱病人连续用力踢腿或作下蹲活动 10 余次，随着小腿肌泵收缩迫使浅静脉血向深静脉回流而排空。若在活动后浅静脉曲张更为明显、张力增高，甚至出现胀痛，提示深静脉不通畅。

（3）交通静脉瓣膜功能试验：即 Pratt 试验。病人仰卧，抬高下肢，在大腿根部扎上止血带，然后从足趾向上至腘窝缠缚第一根弹力绷带，再自止血带处向下，缠绕第二根弹力绷带；让病人站立，一边向下解开第一根弹力绷带，一边向下缠缚第二根弹力绷带，如果在第二根绷带之间的间隙内出现曲张静脉，即意味该处有功能不全的交通静脉。

2．影像学检查

（1）下肢静脉造影：可观察下肢静脉是否通畅，瓣膜功能情况以及病变程度。

（2）血管超声检查：可以观察瓣膜关闭活动及有无逆向血流。

（四）治疗原则

1．非手术治疗

（1）促进静脉回流：避免久站、久坐，间歇性抬高患肢。患肢穿弹力袜或用弹力绷带。

（2）注射硬化剂和压迫疗法：适用于病变范围小且局限者，常用的硬化剂有鱼肝油酸钠、酚甘油液等。将硬化剂注入曲张的静脉后局部加压包扎，利用硬化剂造成的静脉炎症反应使其闭塞。

2．手术治疗　适用于深静脉通畅、无手术禁忌证者，是治疗下肢静脉曲张的根本方法。

（五）护理措施★★★★

1．促进下肢静脉回流，改善活动能力

（1）穿弹力袜或扎弹力绷带。

（2）保持合适体位：采取良好坐姿，坐时双膝勿交叉过久，以免压迫腘窝、影响静脉回流；休息或卧床时抬高患肢 30°～40°，以利静脉回流。

（3）避免引起腹内压和静脉压增高的因素：保持大便通畅、避免长时间站立，肥胖者应有计划地减轻体重。

2．预防或处理创面感染

3．并发症的预防和护理

（1）术后早期活动：病人卧床期间指导其作足部伸屈和旋转运动；应抬高患肢 30°；术后 24h 鼓励病人下地行走，促进下肢静脉回流，避免深静脉血栓形成。当下肢深静脉血栓形成，预防肺栓塞应注意：

1）非手术治疗者，从发病之日起应严格卧床两周。

2）严禁按摩患肢。

3）禁止施行对患肢有压迫的检查。

4）出现栓塞的24h内，病人应：① 限制自身活动；② 保持呼吸节律正常；③ 通知医院，等待医治。

（2）保护患肢：活动时避免外伤引起曲张静脉破裂出血，如发现有局部出血、感染和血栓性静脉炎等并发症时，应及时报告医生妥善处理。

（六）健康教育

（1）指导病人进行适当的体育锻炼，增强血管壁弹性。

（2）非手术治疗病人应坚持长期使用弹力袜或弹力绷带，术后宜继续使用1～3个月。

（3）平时应保持良好的坐姿，避免久站；坐时避免双膝交叉过久，休息时抬高患肢。

（4）去除影响下肢静脉回流的因素：避免用过紧的腰带和紧身衣物。

（5）保持大便通畅，避免肥胖。

二、血栓闭塞性脉管炎病人的护理

血栓闭塞性脉管炎是一种累及血管的炎症性、节段性和周期性发作的慢性闭塞性疾病。主要侵袭四肢的小动脉，小静脉也常受累，最常见的病变部位是下肢中、小动静脉。好发于男性青壮年。

（一）病因

1．外来因素　主要有吸烟、寒冷与潮湿的生活环境、慢性损伤和感染。

2．内在因素　自身免疫功能紊乱、性激素和前列腺素失调及遗传因素。多数病人有吸烟史，戒烟可使病情缓解，再度吸烟常使病情反复。

（二）临床表现★★

1．局部缺血期 此期以血管痉挛为主，表现为患肢供血不足，出现肢端发凉、怕冷、小腿部酸痛，足趾有麻木感。尤其在行走一定距离后出现小腿肌肉抽痛，被迫停下，休息后疼痛可缓解，但再行走后又可发作，这种现象称为间歇性跛行。

2．营养障碍期 此期除血管痉挛继续加重外，还有明显的血管壁增厚及血栓形成。即使在休息时也不能满足局部组织的血液需求，故病人足趾部可出现持续性疼痛，夜间尤甚。剧痛常使其夜不能寐，迫使其屈膝抱足而坐，或将患肢垂于床沿，以增加血供缓解疼痛。这种现象称之为静息痛（休息痛）。

3．组织坏死期 患肢动脉完全闭塞，发生干性坏疽，先见于第一趾尖端，可延及其他各趾或更高平面。此后，坏死组织可自行脱落，在残端留下经久不愈的溃疡创面。当继发细菌感染时，可转为湿性坏疽，常伴有全身感染中毒症状。

（三）辅助检查

1．特殊检查

肢体抬高试验（Buerger 试验）：病人平卧，患肢抬高 70°～80°，持续 60s，若出现麻木、疼痛、苍白或蜡黄色者为阳性，提示动脉供血不足。再让病人下肢自然下垂于床缘以下，正常人皮肤色泽可在 10s 内恢复正常。若超过 45s 且皮肤色泽不均匀，进一步提示患肢存在动脉供血障碍。

2．影像学检查

动脉造影：可以明确动脉阻塞的部位、程度、范围及侧支循环建立的情况。

（四）护理措施★★

1．控制或缓解疼痛

（1）绝对戒烟。

（2）肢体保暖。

（3）有效镇痛：对早期轻症病人，可遵医嘱用血管扩张剂、中医中药缓解疼痛。对疼痛剧烈的中、晚期病人常需使用麻醉性镇痛药。若疼痛难以缓解，可采用连续硬膜外阻滞方法止痛。

2．减轻焦虑

3．预防或控制感染

4．促进侧支循环，提高活动耐力

（1）步行：鼓励病人坚持每天多走路，行走时以出现疼痛时的行走时间和行走距离作为活动量的指标，以不出现疼痛为度。

（2）指导病人进行 Buerger 运动

1）平卧位：抬高患肢 45°以上，维持 2～3min。

2）坐位：双足自然下垂 2～5min，作足背屈、跖屈和旋转运动。

3）患肢平放休息 2min；如此重复练习 5 次，每日数次。

若有以下情况不宜运动：

1)腿部发生溃疡及坏死时,运动将增加组织耗氧。

2) 动脉或静脉血栓形成时，运动可致血栓脱落造成栓塞。

5．并发症的预防和护理

（1）体位：血管造影术后病人应平卧位，穿刺点加压包扎 24h，患肢制动 6～8h，患侧髋关节伸直、避免弯曲，以免降低加压包扎的效果。静脉手术后抬高患肢 30°，制动 1 周；动脉手术后患肢平放、制动 2 周。自体血管移植术后愈合较好者，卧床制动时间可适当缩短。病人卧床制动期间应做足部运动，促进局部血液循环。

（2）术后严密观察

1）病人血压、脉率。

2）切口、穿刺点渗血或血肿情况。

3）肢体远端血运情况，双侧足背动脉搏动、皮肤温度、皮肤颜色及感觉，并作记录。若动脉搏动消失、皮肤温度降低、颜色苍白、感觉麻木，提示有动脉栓塞；若动脉重建术后出现肿胀、皮肤颜色发紫、皮肤温度降低，可能为重建部位的血管发生痉挛或继发性血栓形成，应紧急通知医师采取治疗措施。

第十二节　心脏骤停病人的护理

（一）病因★

1．心源性原因　以冠心病最为多见。

2．非心源性原因　创伤、电击、雷击、溺水、严重的电解质与酸碱平衡紊乱、药物中毒或过敏、麻醉和手术中的意外等，其中以创伤最常见。

（二）临床表现

心脏骤停是临床死亡的标志，其症状和体征依次出现：

（1）心音消失，大动脉（成人以颈动脉、股动脉，幼儿以股动脉、肱动脉为准）搏动消失，血压测不出。

（2）突然意识丧失或伴有全身抽搐。心脏停搏30s则陷入昏迷状态。

（3）呼吸停止或呈叹息样呼吸，多发生在心脏停搏后20～30s内。

（4）瞳孔散大，对光反射消失。

（5）皮肤苍白或发绀。

（6）心电图表现 ① 心室颤动或扑动最为常见；② 心电－机械分离；③ 心室静止，呈无电波的一条直线，或仅见心房波。

（三）诊断

临床上病人一旦出现意识丧失，大动脉搏动消失即可诊断为心脏骤停。

（四）治疗原则

由于脑细胞对缺氧十分敏感，一般循环停止 4～6min，大脑将发生不可逆损害。一旦确定心脏骤停，立即就地进行抢救。心脏骤停病人的处理可分为5个基本方面：①评估；②基础生命支持（BLS）即CAB操作；③高级生命支持（ACLS）；④心脏骤停后处理；⑤长期治疗。其中BLS的目标是做到紧急提供通气和全身性血液灌注。心肺复苏成功的关键是速度，BLS及时与否直接关系到心脏骤停的病死率和病残率。

1．心肺复苏的开始阶段

（1）判断意识与反应：判断在心肺复苏中极其重要，只有在准确地判断心跳呼吸骤停后，才能进行心肺复苏。判断过程要求在15s内完成。判断的内容包括意识状态，有无反应。如果病人对刺激无任何反应即可判定心脏停搏。

（2）请求帮助：确定病人意识丧失后，应迅速呼救或通知急救中心。

（3）体位：为进行有效的心肺复苏，应将病人仰卧在坚硬、平坦的地面上；若在床上，必须抽去枕头，垫木板；如病人俯卧，应同时转动头、躯干和下肢，将其变成仰卧位；对疑有颈部损伤者应平移并保持头、胸及足趾在同一水平，以防引起瘫痪。

2．基础生命支持

A——气道通畅（airway）

抢救心搏、呼吸停止的病人时，气道通畅是首要措施。清除病人口鼻咽腔异物。

心跳呼吸停止后，意识丧失，全身肌肉（包括舌肌）松弛，舌根后坠，造成呼吸道阻塞。由于舌附于下颌，若将下颌向上抬，并向前移，舌将离开咽喉部，气道即可开放。打通气道的方法有以下两种：

（1）仰头举颌（颏）法：即一手置于前额，使头部向后仰，另一手的示指与中指置于下颌骨近下颏或下颌角处，抬起下颌。

（2）托颌法：如有颈部损伤时，不能使头部后仰，以免进一步加重颈椎损伤，在这种情况下，采用托颌法开放气道较安全，具体方法为用双手置于病人头部两侧下颌角，肘部支撑在病人躺的平面上，用力向前上托起下颌，并使头向后仰。

开放气道后，先将耳贴近病人口鼻，头部侧向病人胸部，眼睛观察病人胸部有无起伏，面部感觉气道有无气体排出；耳听呼吸道有无气流呼出的声音。若无上述体征，可确定为呼吸停止。判断及评价时间不得超过 10s。大多数呼吸或心搏骤停病人均无呼吸或呼吸异常，不规则呼吸。若判断为无呼吸或呼吸异常时，应立即实施人工呼吸，在不能确定通气是否异常时，也应立即进行人工呼吸。

B——恢复呼吸（breathing）

所有人工呼吸均应持续吹气 2s 以上，保证有足够量的气体进入并使胸廓起伏。但过度通气可能有害，应避免。

（1）口对口人工呼吸

将按于前额一手的拇指与示指捏闭病人鼻孔，另一手的拇指将病人口部扳开，抢救者深吸一口气后，张口贴近病人的嘴，将病人口部完全包住，呈密封状，缓慢吹气，每次吹气应持续 2s 以上，确保呼吸时胸部抬起。为了减少胃肠胀气发生，对大多数成年人规定 2s 以上给予 10ml/kg（700～1000ml）潮气量，可提供足够的氧合。一次吹气完毕后立即与病人口部脱离，轻轻地抬起头部，眼视病人胸部并吸入新鲜空气，同时放松捏鼻的手，此时病人胸部向下塌陷，有气流从口鼻排出，通气频率为 10～12 次 / 分。

（2）口对鼻人工呼吸

一手按于前额，使病人头部后仰，另一手提起下颌，并使口部闭住，抢救者深吸一口气，然后用口包住病人的鼻部，用力向病人鼻孔吹气。

（3）呼吸囊（简易呼吸器）应用

在未能进行气管插管时，面罩呼吸囊加压通气，每次可压入 500～1000ml 气体，起到辅助呼吸的作用。

C——人工循环（circulation）

检查有无脉搏，方法：在开放气道情况下进行，一手置于病人前额，使头部保持后仰，另一手示指和中指指尖先触及气管正中部位，男性可先触及喉结，然后向旁滑移 2～3cm，在气管旁软组织深处轻轻触及颈动脉搏动，未触及搏动表明心跳已停止。

建立人工循环时通常采用胸外心脏按压法，按压部位为胸骨中下 1/3 交界处。以另一手的掌根部放在按压区，掌根与胸骨长轴重叠，然后将定位之手放下，将掌根重叠于另一手背上，手指脱离胸壁。抢救者双臂应绷直，双肩在病人胸骨上方正中，垂直向下用力按压。按压应平稳、有规律地进行，不能间断，不能冲击式地猛压。按压频率为至少 100 次 / 分，成人按压深度为至少 5cm。现场应有第二抢救者或更多的抢救人员轮换操作，以保证有效复苏。无论是单人心肺复苏还是双人心肺复苏，胸外心脏按压与人工呼吸之比均为 30:2。

抢救者完成 5 个 30:2 的按压 / 通气周期后再评价呼吸循环呼吸体征，如仍无呼吸循环征象，继续心肺复苏，如自主循环和呼吸恢复，应将病人置于恢复体位。

3. 高级生命支持应与基础生命支持结合进行

药物治疗是 ACLS 中极为重要的一节，心肺复苏常用的药物如下：

（1）肾上腺素：为救治心脏骤停的首选药物。

（2）利多卡因：是治疗和预防心室颤动的首选药物。

（3）碳酸氢钠：纠正酸碱失衡，必须保证充分的通气，在血气监测下使用更安全。

（4）阿托品：提高窦房结和房室结的自律性和传导性，可以抑制腺体分泌有助于改善通气。

（五）护理措施★

复苏后的处理

①设专人监护，密切观察心率、心律的变化，心率应维持在 80～120 次 / 分，心率过缓或过速，心律不齐均易再次出现停搏或心功能不全，应及时采取防治措施。

②降低颅内压，预防脑水肿，可置冰袋、冰帽于头部、腹股沟等大血管处，保持体温 32～35℃，遵医嘱给以脱水剂，细胞活化剂，保护脑组织。病人头部及上身抬高 10°～30°。

③严密监测血压，病人血压应维持在 80～90/50～60mmHg，若血压测不到，应通知医生。

④复苏后的呼吸功能不健全，可表现为呼吸不规则、表浅、潮式呼吸、间断呼吸等，鼓励病人咳嗽排痰等，必要时行气管插管，使用人工呼吸机或做气管切开术。

⑤严格记录 24h 尿量，以判断病情。

⑥预防感染，严格遵守各项无菌操作，尽早拔除插管，合理使用抗生素。

第三章　消化系统疾病病人的护理

第一节　消化系统解剖生理

一、食管的解剖生理概要

食管上连咽部，约起于第6颈椎平面，下端在膈下与贲门相连接，长约 25cm，门齿距食管起点约 15cm。

食管有三处较为狭窄：一处在食管上端，有环咽肌围绕食管的入口；另一处在主动脉弓水平，有主动脉和左支气管横跨食管；最后一处在食管下端，即食管穿过膈的裂孔处。

二、胃的解剖生理概要

胃位于腹腔左上方，上连食管，入口为贲门，出口为幽门，连接十二指肠。胃壁从外向内分为浆膜层、肌层、黏膜下层和黏膜层。黏膜层有丰富的腺体，由功能不同的细胞组成：①主细胞，分泌胃蛋白酶和凝乳酶原；②壁细胞，分泌盐酸和抗贫血因子；③黏液细胞，分泌碱性黏液，有保护黏膜、对抗胃酸腐蚀的作用。胃底和胃体腺由主细胞、壁细胞和黏液细胞组成，而胃窦只含黏液细胞；④胃窦部有 G 细胞分泌促胃液素；⑤胃底部尚有功能不明的嗜银细胞。

三、小肠的解剖生理概要

小肠包括十二指肠、空肠和回肠，十二指肠位于幽门和空肠之间，呈“C”形，长约 25cm，分为球部、降部、横部和升部四部分。小肠是食物消化和吸收的主要部位，小肠黏膜分泌含有多种酶的碱性肠液，使食糜在小肠内分解和吸收。

四、大肠的解剖生理概要

结肠包括升结肠、横结肠、降结肠和乙状结肠，下接直肠。结肠的主要生理功能是吸收水分、储存和转运粪便，还能吸收部分电解质和葡萄糖。

阑尾起于盲肠根部，外形呈蚯蚓状，其体表投影约在脐与右髂前上棘连线中外 1/3 交界处，称为麦氏点。

直肠位于盆腔的后部，上接乙状结肠，下连肛管。齿状线是直肠和肛管的交界线，具有重要的临床意义。肛管长约 3cm，上自齿状线，下至肛门缘。

直肠的主要功能是排便，也能吸收少量水、电解质、葡萄糖和部分药物，还能分泌黏液以利排便。

五、胆道系统的解剖生理概要

胆道系统包括肝内和肝外胆管、胆囊及肝胰壶腹括约肌（Oddi 括约肌）。胆道可分为肝内和肝外两大系统。胆道系统具有分泌、贮存、浓缩和输送胆汁的功能。

六、胰腺的解剖生理概要

正常成人胰腺长约 15cm～20cm，分头、颈、体、尾四部。胰头在十二指肠曲内后方，胰尾部近脾门。胰管是胰腺的输出管道。主胰管近端多与胆总管汇合成壶腹，共同开口于十二指肠乳头。这种共同通路或开口是胰腺疾病和胆道疾病相互关联的解剖学基础。十二指肠乳头内有 Oddi 括约肌。

胰腺具有外分泌和内分泌功能。胰腺外分泌产生胰液，主要成分为水、碳酸氢盐和消化酶。胰腺的内分泌由胰岛的多种细胞构成。其中以 B 细胞数量最多，分泌胰岛素；A 细胞分泌胰高血糖素。

第二节　口炎病人的护理

口炎是指口腔黏膜的炎症，如病变仅局限于舌、齿龈、口角亦可称为舌炎、齿龈炎或口角炎。本病多见于婴幼儿。

一、病　因

由于婴幼儿口腔解剖生理特点及食具消毒不严、口腔不卫生或由于各种疾病导致机体抵抗力下降等因素均可导致口炎的发生。鹅口疮又称雪口病，为白色念珠菌感染所致。疱疹性口腔炎由单纯疱疹病毒感染所致。溃疡性口腔炎主要由链球菌、金黄色葡萄球菌、肺炎链球菌等感染引起。

二、临床表现

（一）鹅口疮

本病特征是口腔黏膜表面出现白色乳凝块样物，不宜擦去，强行擦拭剥离后局部黏膜潮红、可有渗血。患处不痛，不流涎，不影响进食。一般无全身症状，重症时整个口腔均被白色斑膜覆盖，甚至可蔓延到咽、喉头、食管、气管、肺等处，出现拒食、吞咽困难等。

（二）疱疹性口腔炎

多见于1～3岁婴幼儿，全年可发病，传染性强。起病时发热，体温可达38～40℃，牙龈、舌、唇、颊黏膜等处出现散在或成簇的小疱疹，水疱迅速破溃后形成浅溃疡，上面覆盖黄白色纤维素性渗出物，有时累及上颚及咽部。局部疼痛，出现流涎、烦躁、拒食，颌下淋巴结常肿大。本病应与由柯萨奇病毒引起的疱疹性咽峡炎鉴别。后者常发生于夏秋季，疱疹主要在咽部和软腭，不累及牙龈和颊黏膜，颌下淋巴结不肿大。

（三）溃疡性口腔炎

初起时口腔黏膜充血、水肿，继而形成大小不等的糜烂面或浅溃疡，散在或融合成片，表面有纤维性炎性渗出物形成的灰白色假膜，易拭去，但遗留溢血的创面。全身表现为患儿哭闹、烦躁、拒食、流涎，常有发热，体温可达39～40℃，颌下淋巴结肿大。

三、治疗原则

以清洁口腔和局部涂药为主，发热时可用退热剂，有继发细菌感染时可选用有效抗生素。注意水分和营养的补充。

四、护理措施

（一）促进口腔黏膜愈合★★★★★

1．保持口腔清洁　用3%过氧化氢溶液或0.1%依沙吖啶（利凡诺）溶液清洗溃疡面。鹅口疮患儿宜用2%碳酸氢钠溶液清洁口腔。

2．按医嘱正确涂药　鹅口疮患儿局部涂抹10万～20万U/ml制霉菌素鱼肝油混悬溶液，每日2～3

次；疱疹性口腔炎患儿局部可涂碘苷（疱疹净）抑制病毒，亦可喷西瓜霜、锡类散等中药。为预防继发感染，可涂 2.5%～5%金霉素鱼肝油。溃疡性口腔炎可涂 5%金霉素鱼肝油、锡类散等。

（二）减轻口痛

以微凉流质或半流质为宜，避免酸、咸、辣、热、粗、硬等刺激性食物。

（三）防止继发感染及交叉感染

护士为患儿进行护理前后要洗手，患儿的食具、玩具、毛巾等要及时消毒，鹅口疮患儿使用过的奶瓶、水瓶及奶头应放于 5%碳酸氢钠溶液浸泡 30min 后洗净再煮沸消毒。疱疹性口腔炎具有较强的传染性，应注意与健康儿隔离，以防传染。

第三节　慢性胃炎病人的护理

慢性胃炎是由各种病因引起的胃黏膜慢性炎症，是胃部最常见的疾病之一，发病率在胃疾病中为首位，而且随年龄的增长而增加。

（一）病因★

1. 幽门螺杆菌感染

2. 自身免疫反应　以富含壁细胞的胃体和胃底部黏膜萎缩为主。

3. 理化因素影响

（二）临床表现★★

多数为上腹部隐痛或不适、反酸、上腹部饱胀、嗳气、食欲缺乏、恶心、呕吐等，少数病人有呕血与黑便。

（三）辅助检查★

胃镜检查是最可靠的确诊方法。

（四）治疗原则★★★★★

（1）幽门螺杆菌感染引起的慢性胃炎，尤其有活动性者应给予灭菌治疗。常应用两种抗生素如阿莫西林、克拉霉素、替硝唑等和（或）枸橼酸铋钾二联或三联治疗。

（2）根据病因给予相应处理，有胆汁反流者，可用考来烯胺或氢氧化铝凝胶吸附。因服用药物引起的，应立即停服并用抑酸剂或硫糖铝等胃黏膜保护药，硫糖铝在餐前1h与睡前服用效果最好，如需同时使用抑制药，抑酸药应在硫糖铝服前半小时或服后1h给予。还可用吗丁林或西沙必利等胃肠动力药，加速胃排空，应在饭前服用，不宜与阿托品等解痉剂合用。

（五）护理措施★★★★

1．休息　急性发作期，应卧床休息；恢复期，病人生活要有规律，避免过度劳累，注意劳逸结合。

2．饮食护理　急性发作期病人可给予无渣、半流质的温热饮食，如病人有少量出血可给予牛奶、米汤等，以中和胃酸，利于黏膜的恢复。剧烈呕吐、呕血的病人应禁食，进行静脉补充营养。恢复期给予高热量、高蛋白、高维生素、易消化的饮食，避免食用过咸、过甜、辛辣、生冷等刺激性食物。定时进餐、少量多餐、细嚼慢咽，养成良好的饮食卫生习惯。如胃酸缺乏者可酌情食用酸性食物如山楂、食醋、浓肉汤、鸡汤。

3．疼痛的护理 遵医嘱给予局部热敷、按摩、针灸或给止痛药物等缓解疼痛。

第四节 消化性溃疡病人的护理

（一）病因★★★★★

胃、十二指肠局部黏膜损害因素和黏膜保护因素之间失去平衡所致，这是溃疡发生的基本原理。

1．幽门螺杆菌感染 幽门螺杆菌感染为消化性溃疡的重要发病原因

2．胃酸和胃蛋白酶 在损害因素中，胃蛋白酶的蛋白水解作用和胃酸都对胃和十二指肠黏膜有侵袭作用，胃酸的作用占主导地位。

3．非甾体抗炎药 如阿司匹林、布洛芬、吲哚美辛等，除具有直接损伤胃黏膜的作用外，还能抑制前列腺素和依前列醇的合成，从而损伤黏膜的保护作用。

4．粗糙和刺激性食物或饮料

5．持久和过度精神紧张、情绪激动等精神因素

6．吸烟 研究证明吸烟可增加胃溃疡和十二指肠溃疡的发病率，同时可以影响溃疡的愈合。

7．遗传因素 研究发现，胃溃疡和十二指肠溃疡的发病与遗传因素有关，O 型血型者比其他血型患十二指肠溃疡的发病率高达 1.4 倍。家族中有患消化性溃疡倾向者，其亲属患病机会比没有家族倾向者高 3 倍。

（二）临床表现★★★★★

1．症状 上腹痛为消化性溃疡的主要症状。胃溃疡的疼痛部位在剑突下正中，疼痛常在进餐后0.5～1h出现，持续1～2h后逐渐缓解，下次进餐后疼痛复发，其典型节律为进食－疼痛－缓解。十二指肠溃疡病人疼痛为饥饿痛或空腹痛，其疼痛节律为疼痛－进食－缓解。

2．并发症

（1）出血：是消化性溃疡最常见的并发症，十二指肠溃疡比胃溃疡易发生。可表现为呕血与黑便。粪便潜血试验阳性。

（2）穿孔：常发生于十二指肠溃疡，主要表现腹部剧痛和具有急性腹膜炎的体征。当溃疡病病人腹部疼痛变为持续性，进食或用抑酸药后长时间疼痛不能缓解，并向背部或两侧上腹部放射时，常提示可能出现穿孔。

（3）幽门梗阻：主要表现为餐后上腹部饱胀，频繁呕吐宿食。

（4）癌变：少数胃溃疡可发生癌变，十二指肠溃疡则少见。

（三）辅助检查★★★★★

1．胃镜检查 对消化性溃疡有确诊价值。

2．X线钡餐检查 溃疡的X线直接征象为龛影，是诊断溃疡的重要依据。

3．幽门螺杆菌检测

4．胃液分析

5．粪便潜血试验

（四）治疗原则★★★★★

1．首先给予根除幽门螺杆菌治疗 质子泵阻滞剂或胶体铋剂和两种抗菌药物如氨苄西林、克拉霉素、甲硝唑等三联治疗，可使幽门螺杆菌根除率达80%以上。

2．抑制胃内酸度的药物

（1）H_2受体拮抗剂：能阻止组胺与H_2其受体相结合，使壁细胞分泌胃酸减少。常用药物有西咪替丁、雷尼替丁和法莫替丁。主要副反应为乏力、头昏、嗜睡和腹泻。

（2）质子泵阻滞剂：以奥美拉唑为代表的，是目前最强的胃酸分泌抑制剂，作用时间长，可以抑制壁细胞分泌H^+的最后环节H^+-K^+-ATP酶（质子泵），减少了胃酸分泌。常用的药物有奥美拉唑、兰索拉唑等。

（3）制酸剂：使胃内酸度降低，常用药物有氢氧化铝、碳酸氢钠、铝碳酸镁等。

3．保护黏膜的药物

（1）枸橼酸铋钾。

（2）硫糖铝。

（3）前列腺素类药物：如米索前列醇，也具有增强胃黏膜防御能力的作用。

4．手术治疗 适用于急性穿孔、幽门梗阻、大量出血和恶性溃疡等合并症的消化性溃疡病人。

（五）护理措施★★★★★

（1）嘱病人定时进餐，少量多餐。进餐时应细嚼慢咽，不宜过快、过饱，溃疡活动期病人每天可进餐5～6顿。同时以清淡、富有营养的饮食为主，应以面食为主食，或软饭、米粥。避免粗糙、过冷、过热、刺激性食物或饮料，如油煎食物、浓茶、咖啡、辛辣调味品等。两餐之间可给适量的脱脂牛奶，但不宜多饮。

（2）遵医嘱正确服用药物，如抗酸药应在餐后1h及睡前服用，避免与牛奶同时服用；抗胆碱能药及胃动力药如吗丁啉、西沙必利等应在餐前 1h 及睡前1h服用。用药期间要注意药物的不良反应和药物的配伍禁忌。

（六）健康教育★★★★★

（1）帮助病人纠正不良的生活、饮食习惯，如合理安排生活和工作，保证充足的睡眠和休息，避免过度劳累；定时进食，进食时保持心情舒畅，少食多餐，细嚼慢咽，防过饥过饱，忌暴饮暴食，禁食辛辣、过酸的食物和油炸食品，不吃过冷或过热的食物，禁喝咖啡、红茶、酒类等饮料；戒烟、禁酒。建立合理的饮食结构，进富含营养、高热量、易消化、非刺激性食品，如豆浆、蛋汤、牛奶等。因豆浆、牛奶含钙和蛋白较高，可刺激胃酸分泌，不宜多吃；红烧肉、猪蹄等在胃内停留时间长，可使胃过度扩张，应少吃。

（2）教会病人药物的正确使用方法，介绍常用药物的不良反应及不良反应的预防，嘱病人按医嘱坚持治疗和忌用或慎用对胃黏膜有损害的药物，如阿司匹林、吲哚美辛、糖皮质激素等。

第五节　溃疡性结肠炎病人的护理

（一）临床表现

1. 症状

（1）消化系统表现：腹泻，轻度、中度腹痛，局限于左下腹或下腹部。排便后疼痛可减轻或缓解。若并发中毒性结肠扩张或炎症波及腹膜，可有持续性剧烈腹痛。

（2）全身表现：发热，重症可有高热、贫血、消瘦、水与电解质平衡失调、低蛋白血症及营养不良。

2. 体征 病人呈慢性病容，精神差。如出现反跳痛、腹肌紧张、肠鸣音减弱等，应警惕中毒性结肠扩张、肠穿孔的发生。

3. 并发症

（1）中毒性巨结肠。

（2）直肠、结肠癌变。

（3）直肠、结肠大量出血，肠梗阻，肠穿孔等。

（二）辅助检查

1. 血液检查 可有红细胞、血红蛋白减少；活动期白细胞计数增高，红细胞沉降率增快、C 反应蛋白增高是活动期的标志。人血白蛋白降低；凝血酶原时间延长，电解质平衡紊乱。

2. 粪便检查 常有黏液脓血便，镜下可见红、白细胞。

3. X 线钡剂灌肠检查 应用气钡双重对比造影，对中、重症者诊断有一定意义，当有息肉形成时，可见多发性充盈缺损。

4. 结肠镜检查 全结肠或乙状结肠镜检查对本病诊断、确定病变范围有重要价值。

（三）治疗原则

治疗目的在于控制急性发作、缓解病情、减少复发、防止并发症。

1．一般治疗 急性发作期应卧床休息，保持心情平静。病情严重者应禁食，给完全胃肠外营养治疗，轻、中度者可给予流质饮食。对于腹痛明显病人可服用阿托品。

2．药物治疗

（1）柳氮磺吡啶：简称 SASP，一般作为首选药物。

（2）肾上腺糖皮质激素：适用于暴发型或重型病人。

3．手术治疗 对药物治疗无效、有严重合并症者，应及时采用手术疗法。

第六节　小儿腹泻的护理

一、病因和发病机制

1．易感因素

（1）婴幼儿消化系统发育不完善

（2）生长发育快：对营养物质的需求相对较多，胃肠道负担重。

（3）机体防御功能较差：胃酸低、血液中免疫球蛋白和胃肠道 SIgA 均较低，对感染的防御能力差。

（4）肠道菌群失调：正常的肠道菌群对入侵的致病微生物具有拮抗作用，新生儿出生后尚未建立正常的肠道菌群，或因使用广谱抗生素等导致肠道菌群失调。

（5）人工喂养：不能从母乳中获得 SIgA 等成分，且食物和食具易被污染。

2．感染因素

（1）肠道内感染：主要由病毒、细菌引起，秋冬季节的婴幼儿腹泻 80%以上是由病毒感染所致，以轮状病毒感染最为常见；细菌感染（不包括法定传染病）以致病性大肠杆菌为主。

（2）肠道外感染：如肺炎等疾病可因发热、病原体毒素作用使消化功能紊乱或肠道外感染的病原同时感染肠道而引起腹泻。

3．非感染性因素

（1）饮食因素：主要是喂养不当。

（2）过敏因素：如对牛奶及某些食物成分过敏或不耐受而引起腹泻。

（3）气候因素：腹部受凉使肠蠕动增加或天气过热使消化液分泌减少等可诱发消化功能紊乱而引起腹泻。

二、临床表现

腹泻根据病因分为感染性腹泻和非感染性腹泻；根据病程分为急性腹泻（病程＜2 周）、迁延性腹泻（病程在 2 周～2 个月）和慢性腹泻（病程＞2 个月）；根据病情分为轻型腹泻及重型腹泻。

（一）轻型腹泻

以胃肠道症状为主，表现为食欲缺乏、偶有呕吐，大便次数增多。

（二）重型腹泻★★★★★

除有较重的胃肠道症状以外，还有明显的脱水、电解质紊乱、酸碱失衡及全身中毒症状。

1．胃肠道症状 食欲缺乏，常有呕吐，腹泻频繁，大便每日10余次至数10次，多为黄水样便或蛋花汤样便，量多，有少量黏液。

2．全身中毒症状 发热、烦躁不安、精神委靡、嗜睡甚至昏迷、休克。

3．水、电解质和酸碱平衡紊乱表现 主要表现为脱水、代谢性酸中毒、低钾血症、低钙血症等。

（1）脱水

1）由于吐、泻丢失体液和摄入量不足，使体液总量减少，导致不同程度的脱水（表3-1）。

表3-1 不同程度脱水的临床表现

	轻 度	中 度	重 度
失水占体重百分比	3%～5%	5%～10%	＞10%
精神状态	稍差，略烦躁	烦躁或委靡	昏睡甚至昏迷
皮肤弹性	稍差	差	极差
口腔黏膜	稍干燥	干燥	极干燥
眼窝及前囟	稍凹陷	明显凹陷	深凹陷，眼睑不能闭合
眼泪	有	少	无
尿量	稍少	少	无
休克症状	无	无	有

2）由于水和电解质丢失的比例不同而导致不同性质的脱水，以等渗性、低渗性脱水多见（表3-2）。

表 3-2　不同性质脱水的临床表现

	低渗性	等渗性	高渗性
血钠（mmol/L）	＜130	130～150	＞150
口渴	不明显	明显	极明显
皮肤弹性	极差	稍差	尚可
血压	明显下降	下降	正常 / 稍低
神志	嗜睡 / 昏迷	委靡	烦躁 / 惊厥

（2）代谢性酸中毒（表 3-3）

表 3-3　代谢性酸中毒的分度及临床表现

	轻　度	中　度	重　度
精神状态	正常	精神委靡、烦躁不安	昏睡、昏迷
呼吸改变	呼吸稍快	呼吸深大	呼吸深快、节律不整、有烂苹果味
口唇颜色	正常	樱桃红	发绀

（3）低钾血症：主要表现为：①神经肌肉兴奋性降低：精神不振、无力、腱反射减弱或消失，腹胀、肠鸣音减弱或消失；②心脏损害：心音低钝，心律失常，心电图出现 U 波等。

（4）低钙和低镁血症：表现为抽搐或惊厥。

三、治疗原则

（一）调整饮食

腹泻时进食和吸收减少，而营养需要量增加，强调继续饮食，满足生理需要，补充疾病消耗，以缩短腹泻后的康复时间。

（二）预防和纠正水、电解质和酸碱平衡紊乱★★★★★

1．口服补液 一般用于轻、中度脱水无明显呕吐者，新生儿和有明显呕吐、腹胀、心肾功能不全等患儿不宜采用。在用于补充继续损失量和生理需要量时需适当稀释。

2．静脉补液 适用于中度以上脱水、呕吐或腹胀明显的患儿。

（1）常用液体种类、成分及配制

液体疗法时常用补液溶液包括非电解质溶液和电解质溶液。

1）非电解质溶液：常用5%或10%葡萄糖溶液，属无张力液。

2）电解质溶液：主要用于补充损失的体液、电解质和纠正酸碱失衡。①生理盐水（0.9%氯化钠溶液）：为等渗液②氯化钾溶液：用于补充缺钾、生理需要和继续丢失的钾。常用的有10%和15%氯化钾溶液，均不能直接应用，须稀释成0.15%～0.3%浓度的溶液静脉滴注，含钾溶液不能静脉推注，注入速度过快可发生心肌抑制而死亡。③碳酸氢钠溶液：可直接增加缓冲碱，纠正酸中毒作用迅速，是治疗代谢性酸中毒的首选药物，1.4%溶液为等渗液，市售5%碳酸氢钠为高渗液，临床一般用10%葡萄糖按3.5倍稀释为等渗液使用。④混合溶液：为适应临床不同情况的需要，将几种溶液按一定比例配制成不同的混合液，以互补其不足，常用混合液的组成见表3-4。

表 3-4　几种常用混合液组成

混合溶液	生理盐水	5%～10%葡萄糖	1.4%碳酸氢钠（1.87%乳酸钠）	张力
1:1	1	1	—	1/2
2:1	2	—	1	等张
2:3:1	2	3	1	1/2
4:3:2	4	3	2	2/3
1:2	1	2	—	1/3
1:4	1	4	—	1/5

（2）补液原则：液体疗法的日的是维持或恢复正常的体液容量和成分，保持正常的生理功能。补液方案应根据病史、临床表现及必要的实验室检查结果，综合分析水、电解质紊乱的程度、性质而定。第一天的补液总量包括累计损失量、继续损失量和生理需要量三方面。

1）补充累计损失量：①定输液量（定量）：原则上婴幼儿轻度脱水＜50ml/kg，中度脱水 50～100ml/kg，重度脱水 100～120ml/kg，实际应用时先按上述量的 2/3 给予，学龄前儿童及学龄儿童应酌减 1/4～1/3。②定输液种类（定性）：一般情况下是低渗脱水补 2/3 张～等张含钠液，等渗脱水补 1/2～2/3 张含钠液，高渗脱水补 1/3～1/4 张含钠液。③定输液速度（定速）：补液的速度取决于脱水的程度，原则上先快后慢。累计损失量应在 8～12h 内补足。

2）补充继续损失量：继续损失量是补液开始后继续丢失的液体量。补充继续损失量一般用 1/3～1/2 张含钠液。

3）供给生理需要量：供给基础代谢需要的水60～80ml/kg，实际用量应除去口服部分，用1/4～1/5张含钠液补充。

在实际补液过程中，要对以上三部分需要进行综合分析，对补液量的计算为以上三部分合计，一般轻度脱水约90～120ml/kg，中度脱水约120～150ml/kg，重度脱水约150～180ml/kg，并根据治疗效果，随时进行调整。

3．药物治疗

（1）控制感染：合理使用抗生素。水样便，一般不用抗生素；黏液、脓血便应针对病原选用抗生素；大肠埃希菌、空肠弯曲菌等感染所致肠炎选用抗G^-杆菌抗生素以及大环内酯类抗生素；金黄色葡萄球菌肠炎、真菌性肠炎应立即停用原使用的抗生素，根据症状选用万古霉素、甲硝唑等药物或抗真菌药物治疗。

（2）肠道微生态疗法：有助于恢复肠道正常菌群的生态平衡，抑制病原菌定植和侵袭，控制腹泻。常用双歧杆菌、嗜酸乳杆菌等制剂。

（3）肠黏膜保护剂的应用：具有吸附病原体和毒素、保护肠黏膜的作用；如蒙脱石粉。

四、护理措施

（一）补液的护理★

1．口服补液　正确配制口服补液盐，超过24h未饮用完应弃去。①服用期间应让患儿照常饮水，防止高钠血症的发生；②如患儿出现眼睑水肿，应停止服用，改为口服白开水。

2．静脉补液

（1）输液中按先快后慢、先浓后淡、先盐后糖、见尿补钾的原则按医嘱分批输入液体。

（2）严格掌握输液速度，输液过快容易导致肺水肿、心力衰竭，过慢脱水不能及时纠正，最好使用输液泵控制速度。

（3）观察补液效果：准确记录第一次排尿时间，若补液合理，3～4h 应排尿，表明血容量恢复；若 24h 患儿皮肤弹性及前囟、眼窝凹陷恢复，说明脱水已纠正；若仅是尿量多而脱水未纠正，可能是输入的液体中葡萄糖比例过高；若补液后患儿出现眼睑水肿，可能是电解质溶液比例过高，应及时通知医生调整补液。

（4）准确记录 24h 出入量，为医生调整液量及输液速度提供依据；婴幼儿大小便不易收集，可用称尿布法计算排出量。

（5）保证静脉输液通畅，观察局部有无红肿、渗液。

（二）合理喂养，调整饮食

应根据个体情况合理调整，呕吐严重者可暂禁食 4～6h（不禁水），好转后尽早恢复喂养；母乳喂养的患儿继续母乳喂养，缩短每次哺乳时间，少量多次喂哺，暂停辅食；人工喂养的患儿可喂稀释的牛奶或米汤、脱脂奶粉等，腹泻次数减少后给予半流质饮食如粥、面条；病毒性肠炎多继发双糖酶（主要是乳糖酶）缺乏，暂停乳类喂养，改为豆浆、去乳糖配方奶粉等，以减轻腹泻，缩短病程。饮食调整原则为由少到多，由稀到稠，逐渐过渡到正常饮食，调整速度与时间取决于患儿对饮食的耐受情况。

第七节　肠梗阻病人的护理

一、病因及分类★★★★

按梗阻发生的基本病因可分为

（1）机械性肠梗阻：最常见。

1）粘连性肠梗阻：常在腹腔内手术、炎症、创伤、出血、异物等引起肠粘连的基础上，由于肠功能紊乱、饮食不当、剧烈活动、体位突然改变等因素诱发肠梗阻的发生，临床上有典型的机械性肠梗阻表现。一般采用非手术治疗，非手术治疗期间需严密观察病情，若症状加重或有肠绞窄表现，应及时手术治疗。

2）肠扭转：肠扭转是一段肠袢沿其系膜长轴旋转而致的闭袢性肠梗阻。

3）肠套叠：一段肠管套入其相连的肠腔内称为肠套叠。多见于 2 岁以内的儿童，以回肠末端套入结肠最多见，常为突然发作剧烈的阵发性腹痛，伴有呕吐和果酱样血便，腹部可扪及腊肠形肿块，并有压痛。

（2）动力性肠梗阻：是由于神经反射或毒素刺激引起肠壁肌功能紊乱导致肠内容物不能正常运行。可分为麻痹性肠梗阻和痉挛性肠梗阻。

（3）血运性肠梗阻：较少见，由于肠系膜血管受压、栓塞或血栓形成，使肠管血运障碍，继而发生肠麻痹。

二、临床表现

（一）症状★★

1．腹痛　阵发性剧烈腹痛是机械性肠梗阻的腹痛特点，绞窄性肠梗阻表现为腹痛发作间隙时间缩短，呈持续性剧烈腹痛伴阵发性加重。麻痹性肠梗阻呈持续性胀痛。

2．呕吐 高位肠梗阻时呕吐出现早且频繁，呕吐物主要为胃及十二指肠内容物；低位肠梗阻时呕吐迟而少，呕吐物为粪样；麻痹性肠梗阻时呕吐呈溢出性；若呕吐物呈棕褐色或血性，表明肠管有血运障碍。

3．腹胀 高位肠梗阻腹胀不明显；低位肠梗阻腹胀明显；麻痹性肠梗阻为均匀性全腹胀；腹胀不对称为绞窄性肠梗阻的特征。

4．停止排便排气

（二）体征★★★★

单纯性肠梗阻可见肠型和蠕动波，麻痹性肠梗阻时全腹膨隆，肠扭转时腹胀不对称。单纯性肠梗阻腹部轻压痛，无腹膜刺激征，绞窄性肠梗阻腹部有固定性压痛和腹膜刺激征，有时可触及有压痛的肠袢包块。绞窄性肠梗阻时腹腔内有渗液，可有移动性浊音。机械性肠梗阻时，可闻及肠鸣音亢进，有气过水声或金属音；麻痹性肠梗阻时则肠鸣音减弱或消失。

三、辅助检查★

X线检查 一般梗阻发生4～6h后，立位或侧卧位腹部平片可见多个阶梯状排列的气液平面。

四、治疗原则★★★★

非手术治疗方法包括：禁食禁饮、胃肠减压、解痉止痛、矫正体液失调、防治感染和中毒。常用手术治疗方法包括：粘连松解术、肠切开取除异物、肠套叠或肠扭转复位术、肠切除肠吻合术、短路手术、肠造口术等。

第八节　急性阑尾炎病人的护理

学员答疑邮箱：zhiyeyishi@yahoo.cn

一、病　因

阑尾管腔阻塞是急性阑尾炎最常见的原因

二、临床表现

（一）症状

大多数病人具有典型的转移性右下腹疼痛，腹痛多始于脐周或上腹部，数小时后疼痛转移并局限于右下腹部。

（二）体征★★★★★

右下腹固定的压痛是最常见的重要体征，压痛部位常在麦氏（McBurney）点，即右髂前上棘与脐连线的中外 1/3 交界处。阑尾化脓、坏疽时可伴有反跳痛、腹肌紧张。

结肠充气试验、腰大肌试验、闭孔内肌试验、直肠指诊可作为辅助诊断的依据。

三、治疗原则★

非手术治疗仅适用于早期单纯性阑尾炎或有手术禁忌证者；阑尾周围脓肿先使用抗生素控制症状，一般 3 个月后再行手术切除阑尾。

四、护理措施★★★★★

并发症的预防和护理

（1）内出血：多因阑尾系膜结扎线松脱所致，常发生在术后 24h 内，故手术后当天应严密观察脉搏、血压。病人如有面色苍白、脉速、血压下降等内出血的表现，或是腹腔引流管有血液流出。应立即将病人平卧，静脉快速输液、输血，报告医生并做好手术止血的准备。

（2）切口感染：是术后最常见的并发症。表现为术后3～5d体温升高，切口疼痛且局部有红肿、压痛或波动感。应给予抗生素、理疗等治疗，如已化脓应拆线引流。

（3）腹腔脓肿：炎症渗液积聚于膈下、肠间、盆腔而形成。表现为术后5～7d体温升高，或下降后又上升，并有腹痛、腹胀、腹部包块或排便排尿改变等，应及时和医生取得联系进行处理。

（4）肠瘘：多因阑尾残端结扎线松脱，或术中误伤盲肠所致。表现为发热、腹痛、少量粪性肠内容物从腹壁伤口流出。经全身支持疗法、有效抗生素应用，局部引流，大多数病人可愈合。

五、健康教育★

（1）指导手术后病人应摄入营养丰富易消化的食物，注意饮食卫生，避免腹部受凉，防止发生胃肠功能紊乱。

（2）鼓励病人早期床上或下床活动，促进肠蠕动恢复，防止发生肠粘连。

（3）阑尾周围脓肿病人出院后3个月，可行阑尾切除术。

第九节　腹外疝病人的护理

典型的腹外疝由疝环、疝囊、疝内容物和疝外被盖组成。疝内容物是进入疝囊的腹内脏器或组织，以小肠最为多见，大网膜次之。

一、病因及分类

（一）病因

腹壁强度降低和腹内压力增高是腹外疝发病的两个主要原因。

（二）分类★★★

1．易复性疝 凡疝内容物很容易回纳入腹腔的，称为易复性疝。

2．难复性疝 疝内容物不能或不能完全回纳入腹腔内，称难复性疝。

3．嵌顿性疝 疝环较小而腹内压突然增高时，疝内容物可强行扩张疝囊颈而进入疝囊，随后因疝囊颈的弹性收缩，将内容物卡住，使其不能回纳，称为嵌顿性疝。

4．绞窄性疝 嵌顿若未能及时解除，肠管及其系膜受压程度不断加重，可使动脉血流减少，最后导致全阻断，即为绞窄性疝。嵌顿性疝和绞窄性疝实际只是一个病理过程的两个阶段，临床很难截然区分。

二、临床表现

（一）腹股沟斜疝★★★★★

1．易复性斜疝 除腹股沟区有肿块和偶有胀痛外，并无其他症状。常在站立、行走、咳嗽或用力时出现肿块，肿块多呈带蒂柄的梨形，可降至阴囊或大阴唇。如病人平卧休息用手将肿块推送向腹腔回纳而消失。

2．难复性斜疝 除胀痛稍重外，主要特点是疝块不能完全回纳。

3．嵌顿性疝　多发生于斜疝，其主要原因是强体力劳动或用力排便等腹内压骤增。表现为疝块突然增大，伴有明显疼痛，平卧或用手推送不能使之回纳。多数病人的症状逐步加重，若不及时处理，终将发展成绞窄性疝。

4．绞窄性疝　临床症状多较严重，因疝内容物发生感染，侵及周围组织，会引起疝块局部软组织的急性炎症和腹膜炎的表现，严重者可发生脓毒症。

（二）腹股沟直疝与斜疝的区别见表 3-5★

表 3-5 斜疝与直疝的区别

鉴别要点	斜　疝	直　疝
发病年龄	多见于儿童及青壮年	多见于老年
突出途径	经腹股沟管突出，可进阴囊	由直疝三角突出，不进阴囊
疝块外形	椭圆或梨形，上部呈蒂柄状	半球形，基底较宽
回纳疝块后压住深环	疝块不再突出	疝块仍可突出
精索与疝囊的关系	精索在疝囊后方	精索在疝囊前外方
疝囊颈与腹壁下动脉的关系	疝囊颈在腹壁下动脉外侧	疝囊颈在腹壁下动脉内侧
嵌顿机会	较多	较少

三、治疗原则

（一）非手术治疗

因为婴幼儿腹肌可随生长逐渐强壮，疝有自行消失的可能，故半岁以下婴幼儿可暂不手术。可采用棉线束带或绷带压住腹股沟管深环，防止疝块突出，并给发育中的腹肌以加强腹壁的机会。

年老体弱或伴有其他严重疾病而不能手术者，白天可在回纳疝块后，将医用疝带一端的软压垫对着疝环顶住，阻止疝块突出。长期使用疝带可使疝囊颈受到反复摩擦而增厚，易致疝囊与疝内容物粘连，增加疝嵌顿的发病率。

（二）手术治疗★

腹股沟疝一般均应及早施行手术治疗。手术方法可归纳为单纯疝囊高位结扎术和疝修补术。

1．单纯疝囊高位结扎术　仅适用于婴幼儿及绞窄性斜疝因肠坏死而局部有严重感染、暂不宜行疝修补术者。

2．疝修补术

（1）无张力疝修补术　系利用人工合成网片材料，在无张力的情况下进行疝修补术。该方法最大优点是材料易于获得、创伤小、术后下床早、恢复快，但都有潜在的排异和感染的危险。

（2）经腹腔镜疝修补术　基本原理是从腹腔内部用合成纤维网片加强腹壁缺损处或用钉（缝线）使内环缩小，有创伤小、痛苦少、恢复快、美观等优点，并可同时发现和处理并发疝、双侧疝。

（3）嵌顿性和绞窄性疝的处理　嵌顿性疝具备下列情况者可先试行手法复位。

1）嵌顿时间在3～4h内，局部压痛不明显，也无腹部压痛或腹肌紧张等腹膜刺激征者。

2)年老体弱或伴有其他较严重疾病而估计肠袢尚未绞窄坏死者。

手法复位后，必须严密观察腹部体征，一旦出现腹膜炎或肠梗阻的表现，应尽早手术探查。除上述情况外，嵌顿性疝原则上需要紧急手术治疗，以防疝内容物坏死，并解除伴发的肠梗阻。绞窄性疝的内容物已坏死，更需手术治疗。

四、健康教育

（1）活动出院后逐渐增加活动量，3 个月内应避免重体力劳动或提举重物。

（2）避免腹内压升高的因素需注意保暖，防止受凉而引起咳嗽；指导病人在咳嗽时用手掌按压切口部位，以免缝线撕脱。保持排便通畅，给予便秘者通便药物，嘱病人避免用力排便。

（3）复诊和随诊定期门诊复查。若疝复发，应及早诊治。

第十节　痔病病人的护理

一、分类

痔可分为内痔、外痔和混合痔 3 类。★

1．内痔　位于齿状线以上，表面覆盖直肠黏膜。好发于直肠下端的左侧、右前或右后方（截石位 3、7、11 点）。

2．外痔　位于齿状线下方，表面覆盖肛管皮肤。

3．混合痔　因直肠上、下静脉丛互相吻合，由齿状线上、下静脉丛同时曲张而形成。

二、临床表现★★

1．内痔

Ⅰ期：排便时无痛性出血，痔块不脱出肛门外；

Ⅱ期：便血加重，严重时呈喷射状，排便时痔块脱出，但便后能自行回纳；

Ⅲ期：便血量常减少，痔块脱出不能自行回纳，需用手托回；

Ⅳ期：痔块长期脱出于肛门外或回纳后又即脱出。

2．外痔　主要表现为肛门不适、潮湿、有时伴局部瘙痒。若形成血栓性外痔，则有肛门剧痛，排便、咳嗽时加剧，数日后可减轻；在肛门表面可见红色或暗红色硬结。

3．混合痔　临床上兼有内、外痔的临床表现，严重时可呈环状脱出肛门，呈梅花状，又称环状痔；若发生嵌顿，可引起充血，水肿甚至坏死。

三、护理措施★★★

1．有效缓解疼痛

（1）局部热敷或温水坐浴：可有效改善局部微循环，减轻疼痛症状。便后及时清洗，保持局部清洁舒适，必要时用1:5000高锰酸钾溶液温水坐浴。

（2）遵医嘱用药：血栓性外痔者局部应用抗菌药物软膏。

（3）及时回纳痔：嵌顿性痔应尽早行手法复位，注意动作轻柔，避免损伤。

2．保持大便通畅

（1）术前

1）调节饮食结构：嘱病人多饮水，多吃新鲜水果蔬菜和粗粮，少饮酒，少吃辛辣刺激食物，少吃高热量零食。

2）定时排便：保持心情愉快及规律的生活起居，养成定时排便习惯。

3）活动：适当增加运动量，以促进肠蠕动；避免久站、久坐、久蹲。

（2）术后：术后1～2d应以无渣或少渣流食、半流食为主，如藕粉、莲子羹、稀粥、面条等，以减少肠蠕动、粪便形成和排便，促进切口愈合。之后应保持大便通畅，防止用力排便，崩裂伤口。若有便秘，可口服液体石蜡或其他缓泻剂，但忌灌肠。

3．并发症的预防和护理

（1）尿潴留：术后24h内，每4～6h嘱病人排尿一次。避免因手术、麻醉、疼痛等因素造成术后尿潴留。若术后8h仍未排尿且感下腹胀满、隆起时，可行诱导排尿或导尿等。

（2）切口出血：术后24h内，病人在床上适当活动四肢、翻身等，但不宜过早下床，以免伤口疼痛及出血。24h后可适当下床活动，逐渐延长活动时间，并指导病人进行轻体力活动。伤口愈合后可以恢复正常工作、学习和劳动，但要避免久站或久坐。

（3）术后切口感染

1）完善术前肠道准备：避免清洁灌肠，防止反复插肛管造成肛门皮肤黏膜的破裂。可于术前一天口服20%甘露醇250ml，饮水1500ml清洁肠道。

2）术前及时纠正贫血，提高机体抵抗力。

3）加强术后会阴部护理：保持肛门周围皮肤清洁，每次大便后用1:5000高锰酸钾温水溶液坐浴。

（4）肛门狭窄：多为术后瘢痕挛缩所致。术后应观察病人有无排便困难及大便变细，以排除肛门狭窄。若发生狭窄，应及早行扩肛治疗。

四、健康教育

（1）直肠肛管疾病常与排便不畅有关，应保持粪便通畅。养成每天定时排便的习惯；在排便时避免读书看报，避免延长蹲坐的时间，否则易造成肛管持续下坠，加剧局部静脉的扩张淤血；鼓励病人多饮水，多吃蔬菜、水果等含粗纤维食物，避免辛辣、刺激性食物；不宜饮烈性酒；粪便干结时宜口服缓泻剂。

（2）鼓励年老体弱的病人进行适当的活动，长久站立或坐位工作的人要坚持作保健体操，作肛门括约肌锻炼活动。

（3）局部清洁，常作肛门坐浴。

（4）直肠肛管疾病应及时治疗，并耐心坚持治疗至治愈为止。

第十一节 肛瘘病人的护理

一、病因

常为直肠肛管周围脓肿的后果，可由脓肿自行溃破或切开引流后形成，少数是结核分枝杆菌感染或由损伤引起。典型的肛瘘由内口、瘘管、外口3部分组成。

二、临床表现

1．疼痛 多为隐痛不适。急性感染时，有较剧烈的疼痛。

2．瘘口排脓 瘘口经常有脓液排出，在脓液排出后，外口可以暂时闭合；当脓液积聚到一定量时，再次冲破外口排脓，如此反复发作。

3．发热 肛瘘引流不畅时，脓液积聚，毒素吸收可引起发热、头痛、乏力等表现。

4．肛周瘙痒 瘘口排出的脓液刺激肛周皮肤，使肛门部潮湿、瘙痒，久之可形成湿疹。

三、治疗原则

手术切除。原则是切开瘘管，敞开创面，促进愈合。手术方法包括：

(1)瘘管切开术或瘘管切除术，适用于低位肛瘘。

(2) 挂线疗法，适用于高位单纯性肛瘘的治疗或高位复杂性肛瘘的辅助治疗。

四、护理措施

1．保持大便通畅

(1) 饮食：注意清淡，忌辛辣食物，多进新鲜果蔬；多饮水。

(2) 养成良好排便习惯：术后病人因惧怕疼痛，常拒绝排便，应向其解释术后排便的意义，在有意排便时应及时排便；可口服缓泻剂，必要时应用止痛剂以缓解疼痛。

2．加强肛周皮肤护理

(1) 保持肛周皮肤清洁、干燥：嘱病人局部皮肤瘙痒时不可用指甲抓，避免皮肤损伤和感染。

(2) 温水坐浴：手术后第二天开始，每日早晚及便后用 1:5000 高锰酸钾溶液坐浴，浴后擦干局部，涂以抗生素软膏。

（3）挂线后护理：嘱病人每5～7d至门诊收紧药线，直到药线脱落。脱线后局部可涂生肌散或抗生素软膏，以促进伤口愈合。

3．术后并发症的预防和护理 定期行直肠指诊，以及时观察伤口愈合情况。为防止肛门狭窄，术后5～10d内可用示指扩肛，每日一次，肛门括约肌松弛者，术后3d起指导病人进行提肛运动。

第十二节　直肠肛管周围脓肿病人的护理

一、病　因

绝大部分直肠肛管周围脓肿由肛窦炎、肛腺感染引起。

二、临床表现

1．肛门周围脓肿 最常见。主要表现持续性跳痛，局部红肿、触痛，脓肿形成后有波动感。全身感染症状不明显。

2．坐骨肛管间隙脓肿 较常见，脓肿位于肛提肌以下的坐骨、肛管之间的软组织间隙内，初期表现为局部疼痛，炎症较重时局部红肿热痛明显，炎症波及直肠和膀胱时病人出现直肠刺激症状和膀胱刺激症状。

3．骨盆直肠间隙脓肿 引起的全身症状较重而局部体征不明显。常表现有直肠刺激症状和膀胱刺激症状，有明显排便痛和排尿困难。

三、治疗原则

早期使用抗菌药物、局部理疗或热水坐浴，促使炎症消退。为缓解病人排便时疼痛，可口服缓泻剂或液体石蜡以促进排便。如已形成脓肿，应及时切开排脓。

四、护理措施★

1．有效缓解疼痛

热水坐浴：指导病人用 1:5000 高锰酸钾溶液 3000ml 坐浴，温度为 43～46℃，每日 2～3 次，每次 20～30min。

2．保持大便通畅

3．控制感染

第十三节　肝硬化病人的护理

学员答疑邮箱：zhiyeyishi@yahoo.cn

一、病　因★★★★

引起肝硬化有多种病因，在我国以病毒性肝炎引起肝硬化为主要原因。

1．病毒性肝炎　主要见于乙型肝炎、丙型或丁型肝炎重叠感染。

2．酒精中毒

3．胆汁淤积

4．循环障碍

5．日本血吸虫病

6. 化学毒物或药物

7. 营养障碍

8. 遗传和代谢性疾病

9. 自身免疫性肝炎

二、临床表现★★★★★

1. 代偿期 代偿期症状轻、无特异性，常以疲乏无力、食欲减退为主要表现，可伴腹胀、恶心、轻微腹泻等。

体征：肝轻度肿大，质变硬，无或轻度压痛，脾轻度肿大。

2. 失代偿期 失代偿期症状明显，主要为肝功能减退和门静脉高压症两类临床表现。

（1）肝功能减退的表现：① 全身症状：营养状况较差，可有不规则低热，消瘦乏力，精神不振，重者衰弱而卧床不起，皮肤干枯，面色晦暗无光泽（肝病面容）。② 消化道症状：食欲减退，畏食，进食后常感上腹饱胀不适、恶心、呕吐；对脂肪、蛋白质耐受性差，稍进油腻肉食易引起腹泻，病人常因腹水和胃肠积气终日腹胀难受。③ 出血倾向和贫血：常有皮肤紫癜、牙龈出血、鼻出血、胃肠出血等倾向，病人常有程度不同的贫血。主要与肝合成凝血因子减少、脾功能亢进、肠道吸收障碍、营养不良、毛细血管脆性增加等因素有关。④ 内分泌紊乱：由于肝功能减退对雌激素灭活能力减退，男性病人可有性欲减退、睾丸萎缩、乳房发育、毛发脱落等症状；女性病人可有月经失调、闭经、不孕等症状。在病人面部、颈、上胸、肩背、上肢等上腔静脉引流部位可见蜘蛛痣和(或)血管扩张，在手掌大小鱼际及指端腹侧有红斑，称之为肝掌。

（2）门静脉高压症的三大表现：脾大、侧支循环的建立和开放、腹水。① 脾大：由于脾脏淤血，可有轻、中度脾脏肿大。晚期可伴有脾功能亢进，表现为白细胞、血小板和红细胞计数减少。② 侧支循环的建立和开放：临床上重要的侧支循环包括：a. 食管下段和胃底静脉曲张，常因门静脉压力明显增高、粗糙坚硬食品机械损伤或剧烈咳嗽、呕吐致腹内压突然增高引起曲张静脉破裂，发生呕血、黑便及休克症状；b. 腹壁和脐周静脉曲张，表现在脐周与腹壁弯曲的静脉，以脐为中心向上及下腹延伸，脐周静脉出现明显曲张者，外观可呈水母头状；c. 痔静脉扩张，是门静脉的直肠上静脉与下腔静脉的直肠中、下静脉吻合，可扩张形成痔核，破裂时引起便血。③ 腹水：约 75%以上失代偿期病人有腹水，是肝硬化最突出的临床表现。

3. 并发症

（1）上消化道出血：为最常见的并发症，多突然发生大量呕血或黑便，常引起出血性休克、诱发肝性脑病。

（2）肝性脑病：是晚期肝硬化最严重的并发症，亦是常见死亡原因。

（3）感染。

（4）肝肾综合征：由于出现大量腹水时，有效循环血容量不足，肾血管收缩，引起肾皮质血流量减少、肾小球滤过率降低，发生肝肾综合征，也称功能性肾衰竭，表现为少尿或无尿、氮质血症、稀释性低钠血症。

（5）肝肺综合征：为严重的肝病、肺血管扩张和低氧血症的三联症。表现呼吸困难、低氧血症，检查显示肺血管扩张。目前，内科治疗效果不明显。

三、辅助检查★

1. 血生化检查 血清总蛋白可正常、降低或增高，但白蛋白降低、球蛋白增高。白蛋白与球蛋白比例倒置是肝硬化与慢性肝炎检查结果中最明显的。

2. 腹水检查 为漏出液，若合并原发性腹膜炎时，可呈渗出液。腹水呈血性，应考虑癌变可能，需作细胞学检查。

四、治疗原则★★★★★

1. 饮食 给予高热量、高蛋白质、维生素丰富、易消化的食物。肝功能损害显著或有肝性脑病先兆者，应限制或进食蛋白质；腹水者应限制盐摄入；避免进食粗糙、坚硬食物，忌酒，禁用损害肝脏药物。

2. 腹水的治疗

（1）限制钠、水的摄入：限制盐在1～2g/d，进水量限制在1000ml/d左右。

（2）增加钠、水的排泄：利尿：主要使用螺内酯20mg每日4次，无效时加用氢氯噻嗪或呋塞米，服用时及时补充氯化钾。利尿治疗以每天体重减轻不超过0.5kg为宜，利尿剂使用不宜过猛，避免诱发肝性脑病、肝肾综合征等。

导泻：利尿剂治疗无效可应用导泻药，如甘露醇20mg，1～2次/d，通过肠道排出水分。

腹腔穿刺放腹水：为减轻症状可行穿刺放腹水，但会丢失蛋白质，且短期内腹水又复原，应同时给白蛋白静脉点滴，可提高疗效。每次放腹水在4000～6000ml，亦可一次放10000ml，甚至放完，同时静脉点滴白蛋白40～60g。

（3）提高血浆胶体渗透压：每周输注新鲜血、白蛋白、血浆，对改善一般情况、恢复肝功能和消退腹水均有帮助。

（4）腹水浓缩回输：放出腹水，通过浓缩处理后再静脉回输，可消除水、钠潴留，提高血浆白蛋白浓度及有效循环血容量，并能改善肾血液循环，对顽固性腹水是一种较好的治疗方法。

第十四节　细菌性肝脓肿病人的护理

一、病　因

（1）胆道系统是最主要的入侵途径和最常见的病因。

（2）肝动脉体内任何部位的化脓性病变，均可能随肝动脉入侵而在肝内形成多发性脓肿。

（3）门静脉系统化脓性阑尾炎、细菌性痢疾、痔核感染及化脓性盆腔炎等可引起门静脉属支的血栓性静脉炎及脓毒栓子脱落经门静脉系统入肝引起肝脓肿。

（4）淋巴系统肝毗邻部位的感染，如膈下脓肿或肾周脓肿时，细菌可经淋巴系统入侵肝。

（5）肝开放性损伤细菌直接从伤口入侵。

二、临床表现★★

1. 症状

（1）寒战和高热：是最常见的早期症状，体温可高达 39～40℃，一般为稽留热或弛张热，伴多汗，脉率增快。

（2）肝区疼痛：由于肝大、肝包膜急性膨胀和炎性渗出物的局部刺激，多数病人出现肝区持续性胀痛或钝痛，有时可伴有右肩牵涉痛或胸痛。

（3）消化道及全身症状：由于细菌毒素吸收及全身消耗，病人有乏力、食欲减退、恶心、呕吐；少数病人可有腹泻、腹胀及难以止住的呃逆等症状。病人常在短期内呈现严重病容。

2．体征

最常见为肝区压痛和肝大，右下胸部和肝区有叩击痛。严重者可出现黄疸。病程较长者，常有贫血。

三、护理措施

1．有效控制感染，注意高热护理

（1）引流管护理：旨在彻底引流脓液，促进脓腔闭合。

1）固定：妥善固定引流管，防止滑脱。

2）体位：置病人于半卧位，以利引流和呼吸。

3）严格遵守无菌原则：每天用生理盐水多次或持续冲洗脓腔，观察和记录脓腔引流液的色、质和量。

4）防止感染：每天更换引流瓶。

5）拔管：当脓腔引流液少于 10ml 时，可拔除引流管，改为凡士林纱条引流，适时换药，直至脓腔闭合。

（2）高热护理

1）病室内温度和湿度：保持病室空气新鲜，定时通风，维持室温于 18～22℃，湿度为 50%～70%。

2）保持舒适：病人衣着适量，床褥勿盖过多，及时更换汗湿的衣裤和床单，以保持清洁和舒适。

3）观察：加强对体温的动态观察。

4）摄水量：除须控制入水量者，保证高热病人每天至少摄入2000ml液体，以防缺水。

5）物理降温：头枕冰袋、乙醇擦浴、灌肠（4℃生理盐水）等。

6）药物降温：必要时用解热镇痛药，如安乃近、柴胡等。

7）观察不良反应：遵医嘱正确合理应用抗菌药物，并注意观察药物不良反应。对长期应用抗菌药物者应警惕假膜性肠炎及继发双重感染。

2．病情观察 加强对生命体征和腹部体征的观察，注意脓肿是否破溃引起腹膜炎、膈下脓肿、胸腔内感染等严重并发症。

3．营养支持 肝脓肿系消耗性疾病，应鼓励病人多食高蛋白、高热量、富含维生素和膳食纤维的食物、保证足够的液体摄入量；必要时经静脉输注血制品或提供肠内、外营养支持。

4．其他 根据病人的情况给予适宜的止痛措施。

第十五节 肝性脑病病人的护理

一、病因★★★★

1．常见病因 各型肝硬化及门体分流手术后是引起肝性脑病最常见原因。其中又以病毒性肝炎后肝硬化最多见。

2．诱因

（1）上消化道出血：出血后血液淤积在胃肠道内，经细菌分解作用后，产生大量的氨，由肠壁扩散至血循环，引起血氨升高，从而促发肝性脑病。

（2）大量排钾利尿、放腹水：可引起低钾性碱中毒，促使NH_3透过血－脑屏障，进入脑细胞产生氨中毒。大量排钾利尿、放腹水，血容量减少及肾功能减退，还可造成大量蛋白质丢失和电解质的紊乱，从而诱发肝性脑病。

（3）高蛋白饮食：病人摄入的蛋白“过多”，可加重已经衰竭的肝脏负担。同时血氨的增高和蛋白质代谢不全促使肝功能衰竭，诱发肝性脑病。

（4）感染：机体感染时增加了肝脏吞噬、免疫及解毒功能负荷，发热引起代谢率增高与耗氧量增高，增加氨的毒性。感染增加组织分解代谢，增加了氨的产生。发热失水可加重肾前性的氮质血症。

（5）药物：利尿剂可导致电解质平衡失调，尤其低钾，可加速肝性脑病的发生。安眠药（如安定）、镇静药、麻醉药可直接抑制大脑和呼吸中枢，造成缺氧进而加重肝脏损害。含氮药物可引起血氨增高。加重肝损害的药物也是诱发肝性脑病的常见原因，如乙醇、抗结核药等。

二、临床表现★★★★

1. 一期（前驱期） 轻度性格改变和行为失常，如欣快激动或淡漠、随地便溺。病人应答尚准确，但有时吐字不清且较缓慢。可有扑翼样震颤，脑电图多数正常。此期持续数天及数周，因症状不明显易被忽视。

2. 二期（昏迷前期） 以意识错乱、睡眠障碍、行为失常为主。定向力和理解力均减退，不能完成简单计算。言语不清，举止反常，多有睡眠时间倒错。甚至有幻觉、恐惧、躁狂。此期病人有明显神经系统体征，如腱反射亢进、肌张力增高、巴宾斯基征阳性，扑翼样震颤存在，脑电图表现异常。

3. 三期（昏睡期） 以昏睡和精神错乱为主，大部分时间呈昏睡状态，但可唤醒。各种神经体征持续存在或加重，扑翼样震颤仍存在，肌张力增加，脑电图有异常表现，锥体束征呈阳性。

4. 四期（昏迷期） 神志完全丧失，不能唤醒。浅昏迷时，对疼痛刺激有反应，腱反射肌张力亢进，扑翼样震颤无法引出。深昏迷时，各种反射消失，肌张力降低，瞳孔散大，可出现阵发性惊厥、踝阵挛等。脑电图明显异常。

三、辅助检查★

血氨 慢性肝性脑病有血氨升高。

四、治疗原则★★★★★

1. 消除诱因 积极防治感染和上消化道出血，避免快速、大量排钾利尿和放腹水，纠正电解质和酸碱平衡紊乱。不用或慎用镇静安眠药、麻醉药。

2. 减少肠内毒物的生成和吸收

（1）减少或临时停止蛋白质饮食。

（2）灌肠或导泻：清除肠内含氮物质或积血，保持大便通畅，可用生理盐水或弱酸性溶液灌肠，禁用肥皂水灌肠，也可口服或鼻饲 50%硫酸镁 30～50ml 导泻。对急性门体分流性脑病昏迷病人以 33.3%乳果糖 500ml 灌肠作为首选治疗。

（3）抑制肠道细菌生长：口服抗生素如甲硝唑、新霉素等，抑制肠内细菌生长，促进乳酸杆菌繁殖，减少氨的形成和吸收；口服乳果糖，在结肠中被细菌分解为乳酸和醋酸，使肠内呈酸性，从而减少氨的产生、吸收。

3．促进有毒物质的代谢清除，纠正氨基酸的代谢紊乱

（1）降氨药物：谷氨酸钾或谷氨酸钠与游离氨结合形成谷氨酰胺，从而降低血氨。该药偏碱性，使用前可先用 3～5g 维生素 C，碱中毒时要慎用。根据电解质情况选钠盐或钾盐。静脉滴注过快，可引起呕吐、流涎及面部潮红等症状；精氨酸可促进尿素循环，从而降低血氨。该药酸性，适用于碱中毒时。

（2）支链氨基酸：口服或静脉滴注以支链氨基酸为主的氨基酸混合液，可纠正氨基酸代谢的不平衡，抑制大脑中假神经递质的形成。

五、护理措施★★★★★

1．严密监测病情 密切注意肝性脑病的早期征象，观察病人思维及认知改变，识别意识障碍的程度，观察并记录病人的生命体征、瞳孔大小、对光反射等，如有异常反应及时报告医生，以便及时处理。

2．避免各种诱发因素

（1）禁止给病人应用安眠药和镇静药物，如临床确实需要，遵医嘱可用地西泮、氯苯那敏等，也只用常量的 1/3～1/2 量。

（2）防止感染。

（3）防止大量进液或输液。

（4）避免快速利尿和大量放腹水，及时纠正频繁的腹泻和呕吐，防止有效循环血容量减少、水电解质紊乱和酸碱失衡。

（5）保持大便通畅：大便通畅有利于清除肠内含氮物质。便秘者，可口服或鼻饲50%硫酸镁30～50ml导泻，也可用生理盐水或弱酸溶液洗肠。弱酸溶液洗肠可使肠内的pH保持于5～6，有利于血中NH_3逸出进入肠腔随粪便排出。忌用肥皂水灌肠，因其可使肠腔内呈碱性，使氨离子弥散入肠黏膜进入血液循环至脑组织，使肝性脑病加重。

（6）饮食护理：限制蛋白质摄入，发病开始数日内禁食蛋白质，供给足够的热量和维生素，以糖类为主要食物。昏迷者应忌食蛋白质，可鼻饲或静脉补充葡萄糖供给热量。足量的葡萄糖除提供热量和减少组织蛋白分解产氨外，又有利于促进氨与谷氨酸结合形成谷氨酰胺而降低血氨。清醒后可逐步增加蛋白饮食，每天控制在20g以内，最好给予植物蛋白，如豆制品。植物蛋白质含支链氨基酸，含蛋氨酸、芳香族氨基酸少，适用于肝性脑病。

3．意识障碍病人的护理 对于躁动不安者须加床档，必要时宜用保护带，以防坠床。经常帮助病人剪指甲，以防抓伤皮肤。

4．昏迷病人的护理 保持病人卧姿舒适，头偏向一侧，保证病人呼吸道通畅，必要时给予吸氧。可用冰帽降低颅内温度，使脑细胞代谢降低，以保护脑细胞功能。做好病人的口腔护理、皮肤护理，保持床单位整洁，协助病人翻身，防止感染、压疮。同时，注意肢体的被动活动，防止血栓形成和肌肉萎缩。

5．药物护理 遵医嘱迅速给予降氨药物，并注意观察药物的疗效及副反应。静脉点滴精氨酸时速度不宜过快，以免出现流涎、面色潮红与呕吐等不良反应。

第十六节　胆道感染病人的护理

一、胆囊炎病人的护理

（一）病因

1．急性胆囊炎

（1）胆囊管梗阻：由于结石阻塞或嵌顿。

（2）细菌感染：细菌多来源于胃肠道。

2．慢性胆囊炎 大多数继发于急性胆囊炎，是急性胆囊炎反复发作的结果。

（二）临床表现★★

1．急性胆囊炎

（1）症状

1）腹痛：右上腹阵发性绞痛，常在饱餐、进食油腻食物后或夜间发作，疼痛可放射至右肩及右肩下部。

2）消化道症状：病人腹痛发作时常伴有恶心、呕吐、厌食等消化道症状。

3）发热或中毒症状：根据胆囊炎症反应程度的不同，病人可出现不同程度的体温升高和脉搏加速。

（2）体征

1）腹部压痛：右上腹可有不同程度和不同范围的压痛、反跳痛和肌紧张，Murphy 征阳性。

2）黄疸：10%～25%的病人可出现轻度黄疸，多见于胆囊炎症反复发作合并 Mirizzl 综合征的病人。

2．慢性胆囊炎 症状常不典型，主要表现为上腹部饱胀不适、厌食油腻和嗳气等消化不良的症状以及右上腹和肩背部隐痛。多数病人曾有典型的胆绞痛病史。

二、急性梗阻性化脓性胆管炎

（一）病因★

急性梗阻性化脓性胆管炎是急性胆管完全梗阻和化脓性感染所致。胆管结石是最常见的梗阻因素。

（二）临床表现★★★

对本病的诊断，主要是在 Charcot 三联症（腹痛、寒战高热、黄疸）的基础上，又出现休克和神经精神症状，具备这五联症（Reynolds 五联症）即可诊断。

1．症状

（1）腹痛：病人常表现为突发的剑突下或右上腹持续性疼痛，可阵发性加重，并向右肩胛下及腰背部放射。

（2）寒战、高热：体温持续升高。

（3）胃肠道症状：多数病人伴恶心、呕吐。

2．体征

（1）腹部压痛或腹膜刺激征。

（2）黄疸。

（3）神志改变：主要表现为神情淡漠、嗜睡、神志不清甚至昏迷。

（4）休克表现：体温可高达 39～40℃或者更高，脉搏快而弱，达 120 次 / 分以上，血压降低，呈急性重病容，可出现皮下淤血或全身发绀，以及表现为躁动、谵妄等。

（三）治疗原则★★

治疗原则：紧急手术解除胆道梗阻并减压。手术是以切开减压并引流胆管、挽救生命为主要目的，故手术应力求简单有效，但也要尽可能地仔细探查胆管，力争解除梗阻因素。

第十七节　胆道蛔虫病病人的护理

一、临床表现★★★★★

本病的特点是剧烈的腹部绞痛与不相称的轻微腹部体征，即症状与体征不符。

1．症状　突发性剑突下阵发性“钻顶样”剧烈绞痛，可向右肩背部放射。

2．体征　剑突下或偏右有轻度深压痛。

二、治疗原则★

治疗原则：解痉、镇痛、利胆、驱虫、控制感染、纠正水电解质失调。绝大多数病人可用非手术疗法治愈，仅在出现严重并发症时才考虑手术治疗。

三、护理措施

1．减轻或控制疼痛　根据疼痛的程度，采取非药物或药物的方法止痛。

（1）卧床休息：协助病人卧床休息和采取舒适体位，指导病人进行有节律的深呼吸，达到放松和减轻疼痛的目的。

（2）解痉止痛：遵医嘱通过口服或注射等方式给

予解痉或止痛药，以缓解疼痛。

2．健康教育

3．对症处理 如病人有呕吐，应做好呕吐护理，大量出汗时应及时协助病人更衣。手术者按胆总管探查及T管引流术后的护理措施进行护理。

四、健康教育

（1）养成良好的饮食及卫生习惯：不喝生水，蔬菜要洗净煮熟，水果应洗净或削皮后吃，饭前便后要洗手。

（2）正确服用驱虫药：应于清晨空腹或晚上睡前服用，服药后注意观察大便中是否有蛔虫卵排出。

第十八节 胆石症病人的护理

一、胆囊结石

（一）病因

主要与脂类代谢异常、胆囊的细菌感染和收缩排空功能减退有关。这些因素引起胆汁的成分和理化性质发生变化，使胆汁中的胆固醇呈过饱和状态，沉淀析出、结晶而形成结石。

（二）临床表现

1．症状 腹痛是主要的临床表现，起病常在饱餐、进油腻食物后，或在夜间发作。主要表现为右上腹阵发性绞痛，疼痛常放射至右肩或右背部，伴恶心呕吐、畏食等，病情重的还会有畏寒和发热；部分病人可有轻度黄疸。

2．体征 右上腹有压痛、反跳痛和肌紧张，Murphy 征阳性（深压胆囊区，嘱病人深吸气，可有触痛反应），可在右上腹触及肿大而有触痛的胆囊；如胆囊壁发生坏死、穿孔，则出现弥漫性腹膜炎的体征。

二、胆管结石

（一）病因

胆管结石根据病因不同，分为原发性和继发性胆管结石。在胆管内形成的结石，称为原发性胆管结石，其形成与肝内感染、胆汁淤积、胆道蛔虫有密切关系．以胆色素结石或混合性结石为主。胆管内结石来自于胆囊者，称为继发性胆管结石，以胆固醇结石多见。

（二）临床表现★★★

当结石阻塞胆管并继发感染时可致典型的胆管炎症状：急腹痛、寒战高热和黄疸，成为 Charcot 三联症。

（三）辅助检查★

影像学检查 B 超检查可显示胆管内有结石影，近段扩张。

三、胆石症护理措施★★★★★

1. 对症护理

1）黄疸病人皮肤瘙痒时可外用炉甘石洗剂止痒，温水擦浴。

2）高热时物理降温。

3）胆绞痛发作时，按医嘱给予解痉、镇静和止痛，常用哌替啶 50mg、阿托品 0.5mg 肌内注射，但勿使用吗啡，以免胆道下端括约肌痉挛，使胆道梗阻加重。

2. T 形引流管的护理 胆总管探查或切开取石术后，在胆总管切开处放置 T 形引流管，一端通向肝管，一端通向十二指肠，由腹壁戳口穿出体外，接引流袋。主要目的是：①引流胆汁：胆总管切开后，可引起胆道水肿，胆汁排出受阻，胆总管内压力增高，胆汁外漏可引起胆汁性腹膜炎、膈下脓肿等并发症；②引流残余结石：将胆囊管及胆囊内残余结石，尤其是泥沙样结石排出体外；③支撑胆道：避免术后胆总管切口瘢痕狭窄、管腔变小、粘连狭窄等。

1）妥善固定，保持通畅：在改变体位或活动时注意引流管的水平高度不要超过腹部切口高度，以免引流液反流。如观察胆汁引流量突然减少，应注意是否有胆红素沉淀阻塞或蛔虫堵塞，是否管道扭曲、压迫。如有阻塞，可用手由近向远挤压引流管或用少量无菌生理盐水缓慢冲洗，切勿用力推注。

2）观察记录胆汁的量及性状：胆汁引流一般每天约 300～700ml。量过少可能因“T”形管阻塞或肝功能衰竭所致；量多可能是胆总管下端不够通畅。正常胆汁呈深绿色或棕黄色，较清晰无沉淀物。颜色过淡，过于稀薄（表示肝功能不佳）、混浊（感染）或有泥沙样沉淀（结石）均不正常。

3）保持清洁：每日更换一次外接的连接管和引流瓶。

4）拔管：一般术后 12～14d，无特殊情况，可以拔除“T”形管。拔管指征为：黄疸消退，无腹痛、发热，大便颜色正常；胆汁引流量逐渐减少，颜色呈透明金黄色，无脓液、结石，无沉渣及絮状物，就可以考虑拔管。拔管前先在饭前、饭后各夹管 1h，拔管前 1～2d 全日夹管，如无腹胀、腹痛、发热及黄疸等症状，说明胆总管通畅，可予拔管。拔管前还要在 X 线下经“T”形管行胆道造影，造影后必须立即接好引流管，继续引流 2～3d，以引流造影剂，减少造影后反应和继发感染，如情况正常，造影后 2～3d 即可拔管。拔管后：局部伤口用凡士林纱布堵塞，1～2d 会自行封闭。

第十九节　急性胰腺炎病人的护理

一、病　因★★★★

引起急性胰腺炎的病因很多，常见的病因胆道疾病、大量饮酒、暴饮暴食。

二、临床表现★★★★★

1. 症状

（1）腹痛：为本病主要表现和首发症状。突然发作，疼痛性质不一，可为钝痛、绞痛、钻痛或刀割样痛，疼痛剧烈而持续，可有阵发性加剧。腹痛常位于中上腹，常向腰背部呈带状放射。弯腰抱膝位可减轻疼痛。进食后疼痛加重，且不易被解痉剂缓解。胆石症发作、暴饮暴食或饮酒多是诱发因素。

（2）恶心、呕吐与腹胀。

（3）发热。

（4）低血压或休克：常见于出血坏死型病人，由于胰腺发生大片坏死，病人烦躁不安、皮肤苍白、湿冷，少数病人可在起病数小时突然出现，甚至发生猝死。这与胰蛋白酶激活各种血管活性物质如缓激肽致使血管扩张、并发消化道出血、血容量不足有关。

（5）水、电解质及酸碱平衡紊乱：呕吐频繁病人可有代谢性碱中毒。出血坏死型者常有脱水和代谢性酸中毒，并常伴有低血钾、低血镁、低血钙。低钙血症引起手足抽搐，为预后不佳的表现。部分病人伴血糖增高，可发生糖尿病酮症酸中毒、高渗性昏迷。

三、辅助检查★★★★★

1．血淀粉酶测定 急性胰腺炎时，血清和尿淀粉酶常明显升高，血清（胰）淀粉酶起病后 6～12h 开始升高，48h 下降，持续 3～5d，血清（胰）淀粉酶超过正常值 3 倍可确诊为本病。但病情的严重性与淀粉酶升高的程度并不一致，出血坏死性胰腺炎淀粉酶值可正常或低于正常。

2．生化检查 出血坏死型者可出现低钙血症及血糖升高。急性胰腺炎时可出现高甘油三酯血症。

四、治疗原则★★★★★

1．抑制或减少胰液分泌

（1）禁食：多数病人需要禁食 1～3d，减少胃酸与食物刺激胰液分泌。

（2）胃肠减压。

（3）药物治疗：①为减少胃酸分泌，从而减少对胰腺分泌的刺激。可用H_2受体拮抗剂，如西咪替丁、雷尼替丁等。②为抑制胃肠分泌，从而减少胃酸分泌，可用抗胆碱能药如阿托品或盐酸消旋山莨菪碱注射液肌注。但注意有肠麻痹、严重腹胀病人不宜使用抗胆碱能药。③生长抑素类药物：如施他宁等，具有抑制胰液和胰酶分泌，抑制胰酶合成的作用。常用于重症胰腺炎。

2．解痉镇痛 可用阿托品或盐酸消旋山莨菪碱注射液肌注，每天2～3次。疼痛剧烈病人可用哌替啶50～100mg肌内注射。但因吗啡可引起Oddi括约肌痉挛，加重疼痛，因此禁用吗啡。

3. 应用抗生素 胆道疾病引起的胰腺炎和出血坏死型者应酌情使用抗生素，以防感染。

4．补充血容量、抗休克治疗 输全血、血浆、白蛋白或血浆代用品。

5．积极预防和纠正水、电解质平衡失调 由于禁食、呕吐、胃肠减压等易造成水、电解质平衡失调，应积极补充液体及电解质。

6．抑制胰酶活性 多在出血坏死型胰腺炎早期，可用抑肽酶静脉滴注，利用其具有抗胰血管舒缓素，抑制缓激肽生成，抑制蛋白酶、糜蛋白酶等作用。

五、护理措施★★★

饮食护理 禁食并给予胃肠减压，是为防止食物及胃液进入十二指肠，刺激胰腺分泌消化酶。腹痛和呕吐基本消失后，可进食少量糖类流食，而后逐步恢复饮食，但仍忌油脂食品，以便使胰腺分泌减少。可选用少量优质蛋白质，每日供25g左右，以利于胰腺的恢复。

第二十节　上消化道大量出血病人的护理

学员答疑邮箱：zhiyeyishi@yahoo.cn

一、病　因★

1．上消化道疾病

（1）胃十二指肠疾病：临床最常见的病因是消化性溃疡，急性糜烂出血性胃炎（由于常服用非甾体抗炎药物、嗜酒引起的急性胃黏膜损害）、促胃液素瘤，其次胃癌、慢性胃炎、胃黏膜脱垂、十二指肠炎等。

（2）食管、空肠疾病：可见食管炎（反流性食管炎、食管憩室炎）、食管癌、食管损伤（物理损伤、化学损伤）、空肠克罗恩病、胃肠吻合术后空肠溃疡等。

2．各种原因而致的门静脉高压引起食管、胃底静脉曲张破裂

3．上消化道邻近器官或组织的疾病

（1）胆道出血：可见胆管或胆囊结石、胆道蛔虫病、胆囊或胆管癌瘤等。也可见术后胆总管引流管造成的胆道受压坏死，亦见于肝癌、肝脓肿或肝血管瘤破入胆道。

（2）胰腺疾病累及十二指肠：如急性胰腺炎并发脓肿破溃、胰腺癌等。

4．全身性疾病

（1）血液病：可见白血病、血小板减少性紫癜、血友病、弥散性血管内凝血及凝血机制障碍疾病等。

（2）血管性疾病：过敏性紫癜、遗传性出血性毛

细血管扩张等。

（3）应激性溃疡： 可见肾上腺糖皮质激素治疗后、脑血管意外、大手术后、烧伤、败血症、休克、呼吸循环衰竭等，各种严重疾病引起的应激状态，致使胃黏膜糜烂溃疡出血。

二、临床表现★★★★★

1．呕血与黑便 为上消化道出血特征性表现。

2．失血性周围循环衰竭

3．氮质血症 血尿素氮常增高，称其为肠源性氮质血症。

4．发热 在上消化道大量出血后，多数病人在24h内出现低热，一般不超过38.5℃，可持续3～5d。

三、护理措施★★★★★

1．治疗护理 迅速建立有效静脉通道，注意监测输液速度，及时、准确地补充血容量，给予止血类药物，输液开始时宜快，必要时测定中心静脉压来调整输液量和速度，避免引起急性肺水肿。

2．三（四）腔管的护理 对肝硬化引起食管、胃底静脉曲张破裂出血者，可应用气囊压迫止血。

（1）插管前应配合医生做好插管的准备工作，向病人解释操作的全过程、目的、配合方法等，以减轻病人的恐惧心理，取得更好的配合。

（2）仔细检查三（四）腔管，确保管腔通畅，气囊无漏气，然后抽尽囊内气体，备用。

（3）协助医师进行插管，尽量减少病人的不适感。同时插管后在病人床前备有剪刀，以防气囊破裂而造成的窒息，紧急抢救使用。

（4）留置三（四）腔管期间，应定时测气囊内压力，以防压力不足达不到止血目的，或压力过高压迫组织引起坏死。当胃囊充气不足或破裂时，食管囊可向上移动，阻塞于喉部而引起窒息，观察有无突然发生的呼吸困难或窒息表现。

（5）定时抽吸食管引流管、胃管，观察出血是否停止，并记录引流液的性状、颜色及量。

（6）放置三（四）腔管 24h 后应放气数分钟再注气加压，以免食管胃底黏膜受压过久而致黏膜糜烂、缺血性坏死。间断应用气囊压迫一般以 3～4d 为限，继续出血者可适当延长。

（7）保持插管侧鼻腔的清洁湿润，每日向鼻腔内涂抹液状石蜡，以保护鼻黏膜。

（8）出血停止后，放出囊内气体，继续观察 24h，未再出血可考虑拔管。拔管前口服石蜡油 20～30ml，润滑黏膜和管、囊外壁，抽尽囊内气体，以缓慢、轻巧的动作拔管。

第二十一节　慢性便秘病人的护理

一、病　因

引起便秘的病因有肠道病变、全身性疾病和神经系统病变，其中肠易激综合征，为常见的便秘原因

二、临床表现

有病人的排便次数<3 次 / 周，严重者长达 2～4 周才排便一次。

三、治疗原则

1．食疗 对于膳食纤维摄取少的便秘病人，食用膳食纤维能改变粪便性质和排便习性，纤维本身不被吸收，能使粪便膨胀，刺激结肠动力，改善症状。

2．养成排便习惯 定时排便能防止粪便堆积，这对于有粪便嵌塞的病人，尤其重要。

3．药物治疗

（1）容积性泻剂

（2）润滑性泻剂

（3）高渗性泻剂

（4）盐类泻剂

（5）刺激性泻剂

4．手术治疗 对先天性巨结肠（Hirschsprung）病，手术治疗可取得满意的疗效。

四、护理措施

（1）鼓励病人多饮开水，每天清晨可饮一杯温开水或盐水。多食含粗纤维丰富的食物，如芹菜、豆角、白菜等。另外水果或其他多渣食物如笋类、面粉、麦片、麸皮等也利于通便。

（2）培养病人养成定时排便的习惯，即使病人无便意，也应坚持定时去蹲坐10～20min。

（3）全身状况欠佳或腹肌衰弱的病人，应加强活动和体育锻炼。也可用排便动作，即正常排便时的一收一放的动作，以锻炼提肛肌的收缩。

（4）提供隐蔽环境。

（5）协助病人采取最佳的排便姿势，以合理地利用重力和腹内压。

（6）进行适当的腹部按摩，顺结肠走行方向作环行按摩，刺激肠蠕动，帮助排便。

（7）指导或协助病人正确使用简易通便法，如使用开塞露、甘油栓等。

（8）指导病人正确使用缓泻剂，但应告之病人长期使用缓泻剂的危害，即会使肠道失去自行排便的功能，甚至造成病人对药物生理、心理上的依赖。

（9）必要时予以灌肠。

第二十二节　急腹症病人的护理

外科急腹症是指以急性腹痛为主要表现，需要早期诊断和紧急处理的腹部外科疾病。

一、病因及腹痛的分类

（一）病因

1．感染性疾病　引起急腹症的常见感染性疾病包括：

（1）外科性疾病：如急性胆囊炎、胆管炎、胰腺炎、阑尾炎、消化道或胆囊穿孔、肝或腹腔脓肿破溃。

（2）妇产科疾病：如急性盆腔炎。

（3）内科疾病：如急性胃肠炎、大叶性肺炎。

2．出血性疾病

（1）外科疾病：如腹部外伤导致的肝脾破裂、腹腔内动脉瘤破裂、肝癌破裂等。

（2）妇产科疾病：如异位妊娠或巧克力囊肿破裂出血等。

3．空腔脏器梗阻　常见于外科疾病，如肠梗阻、肠套叠、结石或蛔虫症引起的胆道梗阻、泌尿系结石等。

4．缺血性疾病

（1）外科疾病：如肠扭转、肠系膜动脉栓塞、肠系膜静脉血栓形成等。

（2）妇产科疾病：如卵巢或卵巢囊肿扭转等。

（二）分类

1．内脏痛

疼痛特点：痛觉迟钝，对刺、割、灼等刺激不敏感，一般只对较强的张力（牵拉、膨胀、痉挛）及缺血、炎症等几类刺激较敏感。痛感弥散，定位不准确。

2．躯体性疼痛 在腹部即为腹壁痛。是对各种疼痛刺激表现出迅速而敏感的反应，能准确反映病变刺激的部位，常引起反射性腹肌紧张。

3．牵涉性疼痛 又称放射痛，如急性胆囊炎出现右上腹或剑突下疼痛的同时常伴有右肩背部疼痛；急性胰腺炎的上腹痛同时可伴有左肩至背部疼痛等。

二、临床表现

腹痛是急腹症的主要临床症状，常同时伴有恶心、呕吐、腹胀等消化道症状或发热，腹痛的临床表现、特点和程度随病因或诱因、发生时间、始发部位、性质、转归而不同。

（一）腹痛症状★

1．外科腹痛特点 一般先有腹痛，后出现发热等伴随症状。

2．内科腹痛的特点 一般先发热或先呕吐，后发生腹痛。

3．妇科急腹症其特点 以下腹部或盆腔内痛为主。常伴有白带增多、阴道流血。

（二）伴随症状

1. 呕吐

2. 腹胀

3. 排便改变 肛门停止排便排气，是肠梗阻典型症状之一。

4. 发热 腹痛后发热，表示有继发感染。

5. 黄疸 可能系肝胆疾病或继发肝胆病变。

6. 血尿或尿频、尿急、尿痛 应考虑泌尿系损伤、结石或感染等。

三、治疗原则★

（1）对诊断尚未明确的急腹症病人，禁用吗啡、哌替啶等麻醉性止痛剂，必要时可用阿托品解痉，因为此药不致掩盖症状。禁忌给病人灌肠和用热水袋热敷、禁用腹泻药。

（2）急腹症病人需禁食一段时间，常需要胃肠减压以减轻腹胀，并及时补液，纠正水、电解质紊乱及应用抗生素。

（3）急腹症病人的症状和体征有时虽表现在局部，但不可忽视病人的特殊情况，比如老年人，由于机体反应能力低下，患急腹症时其症状、体征较轻，体温及白细胞改变不明显，加上伴有心血管、肾、肺部慢性疾病以及糖尿病、便秘等，给病情观察带来一定困难，因此对病人要细致观察，及早发现问题，协助医生早日明确诊断。

四、护理措施★★★★

1. 体位 一般情况良好或病情允许时，宜取半卧位。

2. 饮食 根据病情及医嘱做好饮食管理。一般病人入院后都暂禁饮食。对诊断不明确或病情较重者必须严格禁饮食。

3. 胃肠减压 根据病情的需要或医嘱来决定是否实行胃肠减压。但急性肠梗阻和胃肠道穿孔或破裂者必须做胃肠减压，并保持有效引流，及时观察与记录引流情况。

4. 输液 建立通畅的静脉输液通道，必要时输血或血浆等。防治休克，纠正水、电解质、酸碱平衡紊乱，纠正营养失调。

5. 抗感染 很多急腹症的病因都与感染有关，或者可引起、加重腹腔感染。根据医嘱使用抗生素，注意给药浓度、时间、途径及配伍禁忌等。

6. 疼痛护理 应采取适当措施，如安慰病人，给予舒适的体位，促使腹肌放松，有助于减轻对疼痛的敏感性。在病情观察期间应慎用止痛剂，即对诊断明确的单纯性胆绞痛、肾绞痛等可给解痉剂和镇痛药，凡一切诊断不明或治疗方案未确定的急腹症病人应禁用吗啡、哌替啶类麻醉性镇痛药，以免掩盖病情。对已决定手术的病人，为减轻其痛苦，可以适当使用镇痛药。

7. 心理护理　应安慰、关怀病人。适当地向病人或家属说明病情变化以及有关治疗方法、护理措施的意义，教育他们正确认识疾病及其变化过程，使他们能很好配合医护工作。

8. 其他　护理工作做好物理降温、口腔护理、生活护理等。

9. 必要的手术前准备　及时做好药物皮肤过敏试验、配血、备皮、有关常规实验室检查或器官功能检查等，以备应急手术的需要。急腹症病人一般禁止灌肠，禁止服用泻药，以免造成感染扩散或某种病情的加重。但蛔虫性肠梗阻病人口服液状石蜡或肠套叠早期灌肠复位等治疗性措施例外。

五、健康教育

积极控制诱发急腹症的各类诱因，如有溃疡病者，应按医嘱定时服药；胆道疾病和慢性胰腺炎者需适当控制油腻饮食；反复发生粘连性肠梗阻者当避免暴饮暴食及饱食后剧烈活动；月经不正常者应及时就医。急腹症行手术治疗者，术后应早期开始活动，以预防粘连性肠梗阻。

锲而舍之，朽木不折；锲而不舍，金石可镂。

——《荀子·劝学》

第四章　呼吸系统疾病病人的护理

第一节　呼吸系统的解剖生理

一、呼吸系统的解剖结构

呼吸系统由呼吸道、肺和胸膜组成。

二、呼吸系统的生理功能

（一）肺的呼吸功能

肺具有肺通气与肺换气功能。肺有双重血液供应，即肺循环和支气管循环。

（二）呼吸系统的防御、免疫功能

呼吸系统具有防止有害物质入侵的防御功能。呼吸道分泌的免疫球蛋白（B 细胞分泌 IgA、IgM 等）、溶菌酶等在抵御呼吸道感染方面起着重要作用。

三、儿童呼吸系统解剖生理特点

小儿鼻腔相对短小，无鼻毛，后鼻道狭窄，黏膜柔嫩，血管丰富，易于感染；炎症时易充血肿胀出现鼻塞，导致呼吸困难。小儿呼吸道的非特异性及特异性免疫功能均较差。婴幼儿体内的免疫球蛋白含量低，尤以分泌型 IgA（SIgA）为低，且肺泡巨噬细胞功能不足，故易

患呼吸道感染。

第二节　急性感染性喉炎病人的护理

急性感染性喉炎为喉部黏膜急性弥漫性炎症，以犬吠样咳嗽、声音嘶哑、喉鸣和吸气性呼吸困难为特征，多发生于冬春季节，婴幼儿多见。

一、病　因

病毒或细菌感染引起。

二、临床表现

起病急，症状重，可有不同程度的发热、犬吠样咳嗽、声音嘶哑、吸气性喉鸣和三凹征，一般白天症状轻，入睡后加重。

临床上按吸气性呼吸困难的轻重，将喉梗阻分为 4 度（见表 4-1）

表 4-1　喉梗阻的分度

分度	临床表现	体　征
Ⅰ度	仅于活动后出现吸气性喉鸣和呼吸困难	呼吸音及心率无改变
Ⅱ度	安静时有喉鸣和吸气性呼吸困难	可闻喉传导音或管状呼吸音，心率加快
Ⅲ度	喉鸣和吸气性呼吸困难，烦躁不安、口唇及指趾端发绀，双眼圆睁，惊恐万状，头面出汗	呼吸音明显减弱，心音低钝，心率快

续表

Ⅳ度	渐显衰竭，昏睡状态，由于无力呼吸，三凹征可不明显，面色苍白发灰	呼吸音几乎消失，仅有气管传导音，心音低钝，心律不齐

第三节　急性支气管炎病人的护理

学员答疑邮箱：zhiyeyishi@yahoo.cn

一、病　因

凡能引起上呼吸道感染的病原体均可引起支气管炎，常为混合感染。免疫功能低下、特异性体质、营养不良、佝偻病和支气管局部结构异常等患儿常易反复发生支气管炎。

二、临床表现

大多先有上呼吸道感染症状，以咳嗽为主，初为干咳，以后有痰。

三、治疗原则

主要是控制感染和止咳、化痰、平喘等对症治疗。常口服祛痰剂如复方甘草合剂等止咳祛痰，口服氨茶碱止喘，也可行超声雾化吸入。一般不用镇咳剂或镇静剂，以免抑制咳嗽反射，影响痰液咳出。

四、护理措施

（一）保持呼吸道通畅

（1）保持室内空气清新，温湿度适宜，减少对支气管黏膜的刺激，以利于排痰。

（2）注意休息，经常变换患儿体位，拍击背部，指导并鼓励患儿有效咳嗽，必要时行超声雾化吸入，以湿化呼吸道，利于排痰，促进炎症消散。

（3）遵医嘱使用抗生素、止咳祛痰剂、平喘剂，密切观察用药后的反应。

（4）哮喘性支气管炎的患儿，注意观察有无缺氧症状，必要时给予吸氧。

（二）发热的护理

（1）密切观察体温变化，体温超过38.5℃时采取物理降温或遵医嘱给予药物降温，以防发生惊厥。

（2）保证充足的水分及营养的供给：多饮水，给营养丰富、易于消化的饮食。保持口腔清洁。

第四节　肺炎病人的护理

肺炎是由各种不同病原引起的肺组织急性渗出性炎症。可由多种病原体、理化因素、过敏因素等引起，细菌性肺炎是最常见的肺炎。

一、病因与分类

（一）按解剖位置分类

1. 大叶性肺炎　炎症起于肺泡，通过肺泡间孔向其他肺泡蔓延，以致一个肺段或肺叶发生炎症（肺实变），故又称为肺泡性肺炎。致病菌多为肺炎链球菌。

2. 小叶性肺炎　病原体经支气管入侵播散引起细

支气管、终末细支气管及肺泡的炎症，又称为支气管肺炎。常继发于其他疾病，可由细菌、病毒及支原体引起。

3．间质性肺炎 为肺间质的炎症。可由细菌、支原体、衣原体、病毒或卡氏肺囊虫等引起。

（二）肺炎的特点

常见症状为咳嗽、咳痰，或原有呼吸道症状加重，并出现脓性痰或血痰，伴或不伴胸痛。肺实变时有典型的体征，如叩诊浊音、触觉语颤增强和支气管呼吸音等，也可闻及湿性啰音。并发胸腔积液者，患侧胸部叩诊浊音，触觉语颤减弱，呼吸音减弱。

二、肺炎链球菌肺炎病人的护理

（一）病因

肺炎链球菌肺炎是由肺炎链球菌所引起的肺炎，典型病变呈大叶性分布。

（二）临床表现★★★★★

1．症状 病前常有上呼吸道感染、受凉、淋雨、疲劳等情况。典型表现起病多急骤，寒战、高热，数小时内体温可高达39～41℃，呈稽留热型。干咳，少量黏痰，典型者在发病2～3d时咯铁锈色痰。

2．休克型肺炎 感染严重病人可出现面色苍白、出冷汗、四肢厥冷、少尿或无尿及意识模糊、烦躁不安、嗜睡、谵妄、昏迷等神经精神症状；可以体温不升，常无咳嗽、咳痰现象。休克型肺炎出现休克体征。病变广泛者可因缺氧而引起气急和发绀。

3．体征 急性病容，面颊绯红、鼻翼扇动、呼吸浅快、口唇青紫。肺实变时表现为患侧呼吸运动减弱，语颤增强，叩诊浊音，听诊出现支气管呼吸音，干湿性啰音，累及胸膜时，可闻胸膜摩擦音。

（三）治疗原则★★

（1）肺炎链球菌肺炎首选青霉素治疗。青霉素过敏者，可用红霉素、林可霉素、头孢菌素。

（2）尽量不用退热药，避免大量出汗而影响临床判断。

（3）休克型肺炎首先应注意补充血容量，可根据中心静脉压调整；使用适量的血管活性药物，维持收缩压在 90～100mmHg。

（四）护理措施★★★★★

1．缓解不适，促进身心休息

（1）病人应卧床休息，给予高蛋白质、高热量、高维生素、易消化的流质或半流质，鼓励多饮水，每日饮水量在 1500～2000ml。

（2）高热寒战时可用暖水袋或电热毯等保暖，适当增加被褥。

（3）高热者于头部、腋下、腹股沟等处置冰袋，或乙醇擦浴降温，或按医嘱给予小剂量退热剂。退热时需补充液体，以防虚脱。

（4）胸痛时嘱病人患侧卧位。

2．促进排痰，改善呼吸　气急者给予半卧位，或遵医嘱给予氧气吸入，流量 2～4L/min。痰黏不易咳出时，可鼓励病人多饮水，亦可给予蒸汽或超声雾化吸入，或遵医嘱给予祛痰剂，以稀释痰液，并配合翻身拍背促进痰液排出。

3．密切观察生命体征和神志、尿量的变化，下列情况应考虑有休克中毒型肺炎的可能：①出现精神症状；②体温不升或过高；③心率＞140 次 / 分；④血压逐步下降或降至正常以下；⑤脉搏细弱，四肢厥冷，冷汗多，发绀，一般情况衰竭；⑥白细胞过高（$>30\times10^9$/L）或过低（$<4\times10^9$/L）。

4．休克中毒型肺炎的抢救与护理

（1）病人应平卧，头部抬高 15°，保温、给氧。

（2）迅速建立两条静脉通道，保证液体及药物输入；可根据中心静脉压调整输液速度。

（3）严密观察病情，注意体温、脉搏、呼吸、血压及神志的变化，记录 24h 出入量；同时配合医师做好抢救工作。

（4）进行抗休克与抗感染治疗：①纠正血容量：补充水分，一般先静脉输给 5%葡萄糖氯化钠溶液或低分子右旋糖酐，以维持血容量，减低血液黏度，预防血管内凝血；②按医嘱给以血管活性药（如异丙基肾上腺素等），使收缩压维持在 12～13.3kPa 左右，或用血管扩张药改善微循环；严密监测血压变化；③注意水、电解质和酸碱失衡；准确把握输液速度，要注意老年人及心肺功能不好的病人输液不宜太快，以免发生心力衰竭和肺水肿。如血容量已补足而 24h 尿量仍少于 400ml，应考虑有肾功能不全；④监测血气及电解质；⑤抗感染治疗：按医嘱定时给予抗生素，并注意其不良反应。

三、小儿肺炎病人的护理

以发热、咳嗽、气促、呼吸困难及肺部固定湿啰音为特征。一年四季均可发病，以冬春季节多见。

支气管肺炎为小儿常见的肺炎。

（一）临床表现★★★★★

1. 轻症肺炎 仅表现为呼吸系统症状和相应的肺部体征。

（1）症状：大多起病急，主要表现为发热、咳嗽、气促和全身症状。

1）发热：热型不定，多为不规则热。

2）咳嗽：较频，初为刺激性干咳，以后咳嗽有痰，新生儿则表现为口吐白沫。

3）气促：多发生在发热、咳嗽之后。

4）全身症状：精神不振、食欲减退、烦躁不安、轻度腹泻或呕吐。

（2）体征

1）呼吸增快：40～80 次 / 分，可见鼻翼扇动和三凹征。

2）发绀：口周、鼻唇沟和指趾端发绀。

3）肺部啰音：早期不明显，以后可闻及固定的中、细湿啰音，以背部两侧下方及脊柱两旁较多，深吸气末更为明显。

2. 重症肺炎 除呼吸系统症状和全身中毒症状外，常有循环、神经和消化系统受累的表现。

（1）循环系统：常见心肌炎、心力衰竭。

（2）神经系统：发生脑水肿时出现烦躁或嗜睡、意识障碍、惊厥、前囟隆起、瞳孔对光反射迟钝或消失、呼吸节律不齐甚至停止等。

（3）消化系统：表现为食欲减退、呕吐或腹泻。发生中毒性肠麻痹时出现明显的腹胀，呼吸困难加重，肠鸣音消失；发生消化道出血时出现呕吐咖啡样物，大便潜血试验阳性或柏油样便。

3．几种不同病原体所致肺炎的特点

（1）呼吸道合胞病毒肺炎：临床表现分为两种类型：1）喘憋性肺炎：起病急骤、喘憋明显，很快出现呼气性呼吸困难及缺氧症状，全身中毒症状明显，肺部体征出现早，以喘鸣音为主，还可听到细湿啰音。2）毛细支气管炎：有喘憋表现，但全身中毒症状不严重。

（2）腺病毒肺炎：以腺病毒为主要病原体。胸片改变出现较肺部体征为早，特点为大小不等的片状阴影或融合成大病灶，肺气肿多见，病灶吸收需数周至数月。

（3）肺炎支原体肺炎：临床特点是症状与体征不成比例。肺部X线分为4种改变：1）肺门阴影增浓为突出表现；2）支气管肺炎改变；3）间质性肺炎改变；4）均一的实变影。

（4）金黄色葡萄球菌肺炎：中毒症状明显，面色苍白，咳嗽，呻吟，呼吸困难。肺部体征出现早，双肺可闻及中、细湿啰音，易并发脓胸、脓气胸。常合并循环、神经及消化系统功能障碍。

（三）辅助检查★

胸部X线　早期肺纹理增粗，以后出现大小不等的斑片阴影，可融合成片。

（四）护理措施

1．环境调整与休息　室温维持在18～22℃，湿度以 50%～60%为宜。

2．氧疗 一般采用鼻导管给氧，氧流量为 0.5～1L/min，氧浓度不超过 40%，氧气应湿化，以免损伤呼吸道黏膜。缺氧明显者可用面罩给氧，氧流量 2～4L/min，氧浓度 50%～60%。

3．保持呼吸道通畅

（1）帮助患儿取舒适的体位并经常更换，指导和鼓励患儿进行有效的咳嗽，定时翻身拍背，帮助痰液排出，防止坠积性肺炎。方法是五指并拢，稍向内合掌，由下向上、由外向内的轻拍背部，边拍边鼓励患儿咳嗽，根据病情或病变部位可进行体位引流。

（2）及时清除口鼻分泌物，分泌物黏稠者应用超声雾化或蒸汽吸入；分泌物过多影响呼吸时，应用吸引器吸痰。

（3）遵医嘱给予祛痰剂、平喘剂。

（4）补充营养和水分，给予易消化、营养丰富的流质、半流质饮食，多饮水，少量多餐，避免过饱影响呼吸。

（5）遵医嘱使用抗生素治疗肺部炎症、改善通气，并注意观察药物的疗效及不良反应。

4．发热的护理 发热者应密切监测体温变化，警惕高热惊厥的发生，并采取相应的护理措施。

5．密切观察病情

（1）若患儿出现烦躁不安、面色苍白、呼吸加快（>60 次 / 分）、心率增快（>160～180 次 / 分）、出现心音低钝或奔马律、肝脏短期内迅速增大时，考虑肺炎合并心力衰竭，应及时报告医生，立即给予吸氧并减慢输液速度。若患儿突然咳粉红色泡沫痰，应考虑肺水肿，立即嘱患儿坐位，双腿下垂，给患儿吸入经20%～30%乙醇湿化的氧气，间歇吸入，每次吸入不宜超过20min。

（2）若患儿出现烦躁、嗜睡、惊厥、昏迷、呼吸不规则等，应考虑脑水肿、中毒性脑病的可能，应立即报告医生并配合抢救。

（3）若患儿病情突然加重，体温持续不降或退而复升，剧烈咳嗽、呼吸困难，面色青紫，烦躁不安，提示并发脓胸或脓气胸，及时报告医生并配合抢救。

（4）观察有无腹胀、肠鸣音减弱或消失、呕吐、便血情况，及时发现中毒性肠麻痹和胃肠道出血。

第五节　支气管扩张病人的护理

一、病　因

（1）婴幼儿期支气管-肺组织感染是支气管扩张最常见的原因。病因以婴幼儿期的麻疹、百日咳、支气管肺炎最为常见。

（2）肺结核、重症肺炎、COPD等也可引起。

（3）先天性支气管发育缺损和遗传因素，也可形成支扩。

二、临床表现

1．慢性咳嗽和大量脓性痰　严重度可用痰量估计：轻度，＜10ml/d；中度，10～150ml/d；重度，＞150ml/d。

将痰放置数小时后可分三层，上层为泡沫黏液，中层为浆液，下层为脓性物和坏死组织，如合并有厌氧菌感染，则痰及呼气具有臭味。

2．咯血 反复咯血为本病的特点。咯血量多少不等，咯血量与病情严重程度、病变范围有时不一致。少量咯血为＜100ml/d；中量咯血为 100～500ml/d；大量咯血为＞500ml/d 或 1 次咯血量＞300ml。

3．反复肺部感染 其特点是同一肺段反复发生肺炎并迁延不愈。

4．慢性感染中毒症状

5．体征 早期或病变轻者可无异常发现，病变严重或有继发感染者可在病变部位，尤其在肺下部听到固定而持久的局限性湿性啰音。长期反复感染多伴有营养不良和肺功能障碍，并可见发绀和杵状指（趾）。

三、护理措施★★★★★

1．促进排痰 遵医嘱给予祛痰药物，指导病人有效咳嗽，辅以叩背，及时排出痰液。痰液黏稠可用生理盐水超声雾化吸入或蒸汽吸入，帮助稀释痰液。

2．体位引流

（1）引流宜在饭前进行，引流前向病人解释引流目的及配合方法。

（2）依病变部位不同而采取不同的体位。原则上抬高患肺位置，引流支气管开口向下，有利于分泌物随重力作用流入大支气管和气管排出。

（3）引流时间可从每次 5～10min 加到每次 15～30min，嘱病人间歇做深呼吸后用力咳痰，同时叩患部以提高引流效果。

（4）引流完毕予漱口并记录引流出痰液的量及性质。

（5）引流过程中注意观察病情，若病人出现咯血、发绀、头晕、出汗、疲劳等情况，应及时终止引流；痰量较多的病人引流时，应注意将痰液逐渐咳出，以防发生痰量同时涌出过多而窒息；患有高血压、心力衰竭及高龄病人禁止体位引流。

3．适度活动　急性感染期病人要卧床休息，大咯血者应绝对卧床。缓解期病人可适当进行户外活动，但要避免过度劳累。

4．饮食护理　给予高热量、高蛋白质、维生素丰富饮食，以补充消耗。保持口腔清洁，要勤漱口，以减少感染并增进食欲。鼓励病人多饮水，每天 1500ml 以上，帮助痰液稀释，有利于排痰。

第六节　慢性阻塞性肺疾病病人的护理

COPD 的病理改变主要为慢性支气管炎和肺气肿的病理改变。

慢性支气管炎（简称慢支）是指气管、支气管黏膜及其周围组织的慢性非特异性炎症。临床上以咳嗽、咳痰、喘息及反复发生感染为特征，常可并发慢性阻塞性肺气肿。肺气肿是指终末支气管远端的气道弹性减退、气道异常扩大，或同时伴有气道壁破坏的病理状态。慢支引起的慢性阻塞性肺气肿是由于慢性炎症蔓延至气道远端，累及细支气管管壁及周围组织，造成气体排出受阻，使肺泡过度膨胀和肺泡壁弹性减弱或破坏，融合成肺大泡所致。病人在咳嗽、咳痰的基础上出现逐渐加重的呼吸困难，引起缺氧和二氧化碳潴留，可并发慢性肺源性心脏病和Ⅱ型呼衰。

一、病　因★

确切的病因尚不清楚，可能与下列因素有关。

1．吸烟

2．感染　是 COPD 发生发展的重要因素，主要是病毒感染与细菌感染。

3．大气污染

4．职业粉尘和化学物质

5．气候

二、临床表现★★★★★

1．症状

（1）慢支症状早期在气候寒冷或突变时发生咳嗽且轻微，病重则四季均咳嗽。

（2）阻塞性肺气肿的症状除有慢支症状外，同时伴有逐渐加重的呼吸困难，随病情发展，甚至在静息时也感到呼吸困难。

2．体征　慢支急性发作时，肺啰音可增多。喘息型慢支发作时，可闻哮鸣音。

典型肺气肿体征为：桶状胸，胸部呼吸活动减弱；语颤减弱；叩诊过清音，心浊音界缩小，肝上界下移；

听诊呼吸音减弱，呼气延长，心音遥远。晚期病人因呼吸困难，可表现为身体前倾，常呈缩唇呼气。

3．并发症 自发性气胸、肺部感染、呼吸衰竭等。

三、辅助检查★

肺功能检查肺功能检查是判断气流受限的主要客观指标，对 COPD 诊断、严重程度评价、疾病进展、预后及治疗反应等有重要意义。

第 1s 钟用力呼气容积占用力肺活量百分比（FEV_1/FVC）是评价气流受限的一项敏感指标。

四、治疗原则★

1．稳定期（缓解期）治疗

（1）劝导病人戒烟，避免诱发因素，加强锻炼，增强体质。

（2）应用药物：以预防和减轻症状，如沙丁胺醇气雾剂每次 1～2 喷，每天不超过 8～12 喷和（或）氨茶碱 0.1g，3 次 / 天等，帮助支气管扩张。对痰不易咳出者可应用祛痰药。

（3）长期氧疗，吸氧能改变疾病的自然病程，改善生活质量。一般低流量吸氧 1～2L/min，吸氧时间＞15h / d。

2．急性加重期（急性发作期）治疗

（1）控制感染：应根据致病菌的性质及药物敏感程度选择。较轻病人，多选择口服、肌注抗生素，重者多选择静脉注射的广谱抗菌药物。如青霉素类、头孢菌素类、大环内酯类或喹诺酮类等。

（2）急性发作期的重者可考虑应用糖皮质激素治

疗。

（3）祛痰止咳，解痉平喘治疗药物如同稳定期，痰液黏稠者可采用雾化吸入，雾化液中可加入抗生素及痰液稀释剂。对老人、体弱者及痰多者，不应使用强镇咳剂，如可待因等。对于长期卧床，咳痰无力者，为促进排痰，也可给予胸部叩击，叩击方法是：嘱患者取侧卧位，叩击顺序由下而上、由外向内，叩击者手指向掌心微弯曲。

（4）合理吸氧，根据血气分析，调整吸氧的方式和氧浓度。一般给予鼻导管、低流量（1～2 L/min）低浓度（25%～29%）持续吸氧，应避免吸入氧浓度过高引起二氧化碳潴留。

五、护理措施★★★★★

1．抗感染治疗 遵医嘱正确给予抗感染治疗，观察药物疗效和不良反应，有效地控制呼吸道感染。鼓励病人咳嗽，指导病人正确咳嗽，促进排痰。对痰液较多或年老体弱、无力咳痰者，以祛痰为主，按医嘱使用祛痰剂或给予超声雾化吸入。注意雾化后和协助病人翻身后，进行背部叩击，有利于分泌物的排出。

2．吸氧 合理用氧，对呼吸困难伴低氧血症者，采用低流量持续给氧，流量 1～2L/min。每天氧疗时间不少于 15h。

3．协助病人呼吸训练，改善呼吸状态

（1）缩唇呼气。

（2）腹式呼吸：通过腹肌的主动舒张与收缩加强腹肌训练，可使呼吸阻力减低，肺泡通气量增加，提高呼吸效率。训练方法如下：① 以半卧位，膝半屈曲体位最适宜；立位时上半身略向前倾，可使腹肌放松，舒缩自如，辅助呼吸肌及全身肌肉尽量放松，情绪安定，平静呼吸；② 用鼻吸气，经口呼气，呼吸缓慢而均匀，勿用力呼气，吸气时腹肌放松，腹部鼓起，呼气时腹肌收缩，腹部下陷。开始训练时，病人可将一手放在腹部，一手放在前胸，以感知胸腹起伏，呼吸时应使胸廓保持最小的活动度，呼与吸时间比例为 2:1～3:1，每日训练 2 次，每次 10～15min。

4．饮食护理　应注重营养摄入，给予高热量、高蛋白质、高维生素饮食，防止产气影响膈肌运动，少吃产气食品。改善营养状态，提高机体的免疫力。保证足够的饮水量，有助于痰液的稀释。

5．适量运动、增强体质　病情缓解的期间，要注意全身运动锻炼，结合呼吸训练能有效挖掘呼吸功能潜力。锻炼方式、速度、距离，根据病人身体状况决定，应量力而行、循序渐进，以病人不感到疲劳为宜。可进行床上运动、散步、慢跑、太极拳、体操、家庭劳动等。增强耐力，提高体质。

第七节　支气管哮喘病人的护理

一、病　因★★★

哮喘是多基因遗传疾病，受遗传和环境因素的双重影响。

1．遗传因素　哮喘病人亲属的患病率高于正常人群，且亲缘关系越近，其亲属患病率越高。有研究表明，哮喘病人存在与气道高反应性、IgE 调节和特异性反应相关的基因，这些基因在哮喘发病中起着重要的作用。

2．环境因素

（1）吸入性过敏原为主，如花粉、尘螨、动物的毛屑、二氧化硫、氨气等各种特异和非特异性的吸入物。

（2）感染：如病毒、细菌、原虫、寄生虫等。

（3）食物：鱼、虾蟹、蛋类、牛奶等食物。

（4）其他：气候变化、某些药物、剧烈运动以及精神因素等均可诱发哮喘。

二、临床表现★★★★★

1．症状　典型表现为发作性呼气性呼吸困难，伴有哮鸣音。

在夜间或清晨发作和（或）加重是哮喘的特征之一。

严重的哮喘发作持续 24h 以上，经治疗不易缓解者，称之为哮喘持续状态。表现为极度呼吸困难、发绀、端坐呼吸、大汗淋漓，甚至出现呼吸、循环衰竭。

2．体征　发作时双肺呈过度充气状态，哮鸣音广泛，呼气音延长，但当哮喘非常严重时或轻度哮喘时哮鸣音可不出现。可有发绀、心率增快、奇脉、颈静脉怒张、胸腹反常运动等体征。发作缓解后可无任何症状及体征。

3．并发症　哮喘发作时，可出现自发性气胸、纵隔气肿和肺不张等并发症。长期反复发作和感染，可并发慢支、肺气肿、支气管扩张、肺纤维化、间质性肺炎和肺源性心脏病。

三、治疗原则★★★

1．消除过敏原及诱发因素 消除过敏原及引起哮喘的刺激因素，控制发作和预防复发。

2．缓解哮喘发作药物治疗

（1）β_2受体激动剂除有迅速松弛支气管平滑肌作用外，还具有一定的抗气道炎症，增强黏膜纤毛功能的作用，是控制症状的首选药。如沙丁胺醇、特布他林、福莫特罗等口服或气雾制剂。用药方法首选吸入法。

（2）茶碱类有松弛支气管平滑肌作用，增强呼吸肌的收缩、抗气道炎症，增强黏膜纤毛功能的作用。常用口服，必要时静脉滴注，氨茶碱不良反应主要是胃肠道、心血管症状、可有呼吸中枢兴奋，重者可引起抽搐甚至死亡。

（3）抗胆碱能药物，具有舒缓支气管、减少分泌物分泌的作用。与β_2受体激动剂联合应用有协同作用，对于夜间哮喘、痰多的病人尤其适用。

3．抗炎药物

（1）糖皮质激素：是当前控制哮喘最有效的抗炎药物。主要通过抑制气道变应性炎症，降低气道高反应性。吸药后应注意漱口，以防口、咽部真菌感染。

（2）色甘酸钠：通过抑制炎症细胞，预防变应原引起速发和迟发反应，对预防运动和过敏原诱发的哮喘最有效。个别病例可有咽喉不适、恶心、胸闷等症状。

（3）伴有呼吸道感染者，可根据病原菌选用敏感抗生素。

四、护理措施★★★★★

（1）提供安静、舒适，温度、湿度适宜的环境，湿度在50%～60%，室温维持在18～22℃，保持空气流通，避免花草、地毯、皮毛、烟及尘埃飞扬等诱因。安抚病人，防止情绪激动。根据病情提供舒适体位，如为端坐呼吸者提供过床桌，以作支撑，减少疲劳。

（2）给予营养丰富、高维生素、清淡流质或半流质饮食，多吃水果和蔬菜，避免食用鱼、虾、蛋等可能诱发哮喘的食物。

（3）鼓励病人饮水，饮水量＞2500ml/d。以补充丢失的水分，稀释痰液，防止便秘。重症者应给予静脉补液，注意补液速度，及时纠正水、电解质、酸碱失衡情况。

（4）定期协助病人翻身、拍背，促使痰液排出。痰液黏稠时，遵医嘱给予祛痰药物或使用蒸气吸入、雾化吸入。无效者可用负压吸引器吸痰。

（5）呼吸困难者可给予鼻导管低流量、持续湿化吸氧，改善呼吸。发作严重时，应作好机械通气准备工作。

第八节　慢性肺源性心脏病病人的护理

慢性肺源性心脏病（简称慢性肺心病）是由于支气管、肺、胸廓或肺动脉血管的慢性病变引起肺结构、功能异常，肺血管阻力增加，肺动脉高压，右心负荷加重，以致右心室肥厚、扩大，甚至发生右心衰竭的心脏病。肺心病主要由慢支并发阻塞性肺气肿引起。

一、病　因★

按原发病的不同部位，可分为三类：

1．支气管、肺疾病　以慢性阻塞性肺疾病（COPD）最为多见。

2．胸廓运动障碍性疾病

3．肺血管疾病　慢性血栓栓塞性肺动脉高压、肺小动脉炎、累及肺动脉的过敏性肉芽肿病以及原因不明的原发性肺动脉高压。

二、临床表现★★★★★

1．肺、心功能代偿期

（1）症状：咳嗽、咳痰、气急、喘息，活动后感心悸、呼吸困难、乏力、运动耐受力下降等。急性感染可加重上述症状。

（2）体征：可有不同程度发绀和肺气肿体征。

2．肺、心功能失代偿期

（1）呼吸衰竭

症状：呼吸困难加重，夜间尤甚。常有头痛、白天嗜睡、夜间兴奋；加重时出现神志恍惚、谵妄、躁动、抽搐、生理反射迟钝等肺性脑病的表现。

体征：明显发绀，有球结膜充血、水肿，严重时可有视网膜血管扩张、视乳头水肿等颅内压升高的表现。

（2）心力衰竭

症状：以右心衰竭为主。

体征：颈静脉怒张。肝大且有压痛，肝颈静脉回流征阳性，下肢水肿，重者可有腹水。少数病人可出现肺水肿及全心衰竭的体征。

3．并发症 常可并发肺性脑病、酸碱失衡和电解质紊乱、心律失常、休克、消化道出血、弥散性血管内凝血（DIC）等。其中肺性脑病是慢性肺心病死亡的首要原因。

三、辅助检查★★

心电图检查 主要表现为右心室肥大、肺型P波等

四、治疗原则★★★★★

肺心病的治疗以治肺为本，治心为辅为原则。

1．急性加重期治疗 积极控制感染；通畅呼吸道，改善呼吸功能；纠正缺氧和二氧化碳潴留；控制呼吸和心力衰竭。积极处理并发症。

2．缓解期治疗

（1）应用中西医结合方法，积极治疗原发病，避免诱因，减少急性发作，改善心肺功能。

（2）提高机体免疫力，如接种流感疫苗和肺炎球菌疫苗。

（3）家庭氧疗，改善呼吸功能。

五、护理措施★★★★★

（1）鼓励病人咳嗽，给予拍背，促进痰液排出，改善肺泡通气。对神志不清者，可进行机械吸痰，需注意无菌操作，抽吸压力要适当，动作轻柔，每次抽吸时间不超过15s，以免加重缺氧。

（2）经鼻导管持续低流量吸氧，氧浓度一般在25%～29%，氧流量1～2L/min，必要时可通过面罩或呼吸机给氧，吸入的氧必须湿化。

（3）改善营养状况，应摄入高蛋白、高维生素、易

消化、清淡饮食。

（4）遵医嘱应用呼吸兴奋剂，观察药物的疗效和不良反应；病人烦躁不安时，应警惕呼吸衰竭、电解质紊乱等情况发生，切勿随意使用安眠、镇静剂，以免诱发或加重肺性脑病。

第九节　血气胸病人的护理

学员答疑邮箱：zhiyeyishi@yahoo.cn

一、气　胸

（一）病因和病理★★★

1. 闭合性气胸　胸内压仍低于大气压。肺萎陷的程度与胸内压改变相一致。随着胸膜腔内积气增加，肺裂口缩小、封闭，吸气时也不开放，气胸趋于稳定。

2. 开放性气胸　胸膜腔积气而且气体经体表伤口随呼吸自由出入胸膜腔。当体表伤口大于气管口径时，空气入量多，胸内压几乎等于大气压，伤侧肺完全萎陷，纵隔向健侧移位，出现纵隔扑动，影响静脉血液回流，最终引起呼吸和循环障碍。

3. 张力性气胸　由于气管、支气管或肺损伤裂口呈活瓣状，进入胸膜腔的空气不断增多，压力逐渐升高，超过大气压。患侧肺严重萎陷，纵隔显著向健侧移位，健侧肺受压，产生呼吸、循环功能的严重障碍。

（二）临床表现★

1. 闭合性气胸　胸闷、胸痛、气促和呼吸困难，随胸膜腔积气量和肺萎陷程度而不同。胸膜腔少量积气，肺萎陷30%以下者，多无明显症状。大量积气常有明显的呼吸困难，气管向健侧移位，伤侧胸部叩诊呈鼓音，呼吸音减弱或消失。

2．开放性气胸 病人有明显的呼吸困难、发绀，甚至休克。胸壁伤口处能听到空气出入胸膜腔的吹风声。伤侧胸部叩诊呈鼓音，听诊呼吸音减弱或消失。

3．张力性气胸 病人表现为严重或极度呼吸困难、发绀、大汗淋漓、意识障碍等。查体可见伤侧胸部饱满，常触及皮下气肿，叩诊呈高度鼓音，呼吸音消失。

（三）治疗原则★★

以抢救生命为主要原则，处理包括封闭胸壁开放性伤口，通过胸腔闭式引流排除胸腔内积气和防止感染。积极治疗原发病及并发症。

（四）护理措施★★★★

1. 排气治疗 根据症状、体征及X线所见，判断气胸类型，是否需要进行排气治疗。

（1）闭合性气胸：闭合性气胸气量少于该侧胸腔容积20%时，气体可在2～3周自行吸收，可不抽气，但宜定期作胸部X线检查，直到气胸消失。气量较多时，可行胸腔闭式导流排气。

（2）开放性气胸：紧急处理的原则是将开放性气胸转变为闭合性气胸。可使用无菌敷料，如凡士林纱布加棉垫盖住伤口，以绷带包扎固定；在紧急时也可利用手边任何物品，如手帕、围巾等将胸壁伤口紧密盖住，直到拿来凡士林纱布为止。然后行胸腔穿刺抽气减压。当凡士林纱布密闭伤口后，应严密观察病人有无张力性气胸的现象，如果出现严重呼吸困难，应立即将敷料打开。送至医院后应给予输血、补液纠正休克，给氧、清创、缝合伤口，并作胸腔闭式引流。

（3）张力性气胸：由于病情严重危急，必需紧急进行减压处理。为了有效地持续排气，一般安装胸腔闭式引流，详见胸腔闭式引流及护理。

2. 胸腔闭式引流及护理

（1）胸腔引流的种类及其装置

1）单瓶水封闭式引流：一个容量 2000～3000ml 的广口无菌引流瓶，内装无菌生理盐水，两根中空的管由橡皮塞上插入，短管为空气通路，下口远离液面，使瓶内空气与外界大气相通，长管一端插至水平面下 3～4cm，另一端与病人的胸腔引流管连接。

2）双瓶水封闭式引流：一个空瓶收集引流液，而另一个是水封瓶。空引流瓶介于病人和水封瓶之间，引流瓶的橡皮塞上插入两根短管，一根管子与病人胸腔引流管连接，另一根管子用一短橡皮管连接到水封瓶的长管上。

（2）胸腔引流装置的固定：引流瓶放置应低于胸腔引流出口 60cm 以上，并妥善安置，以免意外翻倒

（3）拔管指征、方法及注意事项

1）拔管指征：24h 引流液少于 50ml，脓液小于 10ml，无气体溢出，病人无呼吸困难，听诊呼吸音恢复，X 线检查肺膨胀良好，可去除引流管。

2）拔管方法：病人坐在床边缘或躺向健侧，嘱病人深吸气后屏气拔管，并迅速用凡士林纱布覆盖，再盖上

纱布，胶布固定。

3）注意事项：拔管后观察病人有无呼吸困难，引流管口处有无渗液、漏气，管口周围有无皮下气肿等。

二、血　胸

血液积聚在胸膜腔内，称为血胸，是胸部损伤严重并发症之一，可与气胸同时存在。

临床表现

血胸的临床表现随出血量、出血速度、胸内器官损伤情况及病人体质而有所不同。少量血胸（成人积血量500ml 以下）可无明显症状及体征。中量血胸（积血量500～1000ml）和大量血胸（积血量 1000ml 以上），尤其急性出血，则呈现面色苍白、脉搏快弱、呼吸急促、血压下降等低血容量休克症状。

以下征象提示进行性出血：①脉搏逐渐增快、血压下降，经输血补液等抗休克措施后，血压不回升或升高后又迅速下降；②胸膜腔穿刺因血液凝固而抽不出血液，但连续胸部 X 线检查示胸膜腔阴影继续增大；③血红蛋白、红细胞计数和血细胞比容等重复测定，持续降低；④安置胸腔闭式引流，每小时引流量超过 200ml，连续3h。

第十节　呼吸衰竭病人的护理

呼吸衰竭是指由于各种原因引起的肺通气和（或）

换气功能严重障碍，以致在静息状态下不能进行有效的气体交换，引起缺氧和（或）二氧化碳潴留，导致低氧血症伴（或不伴）碳酸血症，从而出现一系列生理功能和代谢紊乱的临床综合征，称之为呼吸衰竭，简称呼衰。

诊断的依据常以动脉血气分析为根据，在海平面、静息状态、呼吸空气情况下，当动脉血氧分压（PaO_2）＜60mmHg和（或）动脉血二氧化碳分压（$PaCO_2$）＞50mmHg即为呼吸衰竭。

（一）分类★

1．按照动脉血气分类

（1）Ⅰ型呼衰：仅有PaO_2下降，PaO_2＜60mmHg，$PaCO_2$降低或正常。

（2）Ⅱ型呼衰：$PaCO_2$升高，同时有PaO_2下降。动脉血气分析为PaO_2＜60mmHg和（或）动脉血二氧化碳分压$PaCO_2$＞50mmHg。

一、急性呼吸衰竭

（一）病因

1．呼吸系统疾病　如严重呼吸系统感染、急性呼吸道阻塞性病变、重度或危重哮喘、各种原因引起的急性肺水肿、肺血管疾病、胸廓外伤或手术损伤、自发性气胸和急剧增加的胸腔积液，导致肺通气或（和）换气障碍。

2．急性颅内感染、颅脑外伤、脑血管病变（脑出血、脑梗死）等直接或间接抑制呼吸中枢。中枢神经系统皮质神经元细胞对缺氧最敏感。缺氧、二氧化碳潴留及酸中毒可造成脑组织水肿，甚至颅内压增高造成脑疝危象。

（二）临床表现★★★★

1．呼吸困难 是呼吸衰竭最早出现的症状。病情加重时出现“三凹征”，三凹征是指胸骨上窝、锁骨上窝和肋间隙在吸气时明显下陷。

2．发绀 是缺氧的典型表现。

（三）辅助检查★

1. 动脉血气分析 单纯PaO_2＜60mmHg为Ⅰ型呼吸衰竭；若伴有$PaCO_2$＞50mmHg，则为Ⅱ型呼吸衰竭。pH可反映机体的代偿状况，有助于对急性或慢性呼吸衰竭加以鉴别。当$PaCO_2$升高、pH正常时，称为代偿性呼吸性酸中毒；若$PaCO_2$升高、pH＜7.35，则称为失代偿性呼吸性酸中毒。

2．肺功能检测 尽管在某些重症病人肺功能检测受到限制，但肺功能检测有助于判断原发疾病的种类和严重程度。呼吸肌功能测试，能够提示呼吸肌无力的原因和严重程度。

（四）护理措施★★★

1．保持呼吸道通畅，改善通气

（1）及时清除痰液，清醒病人鼓励用力咳痰，对于痰液黏稠病人，要加强雾化，稀释痰液。对于咳嗽无力或昏迷病人，给予定时协助翻身、拍背，促进排痰，必要时可机械吸痰，保持呼吸道通畅。

（2）遵医嘱应用支气管扩张剂，如氨茶碱等。

（3）对于危重或昏迷病人可气管插管或气管切开，使用人工机械呼吸机。

2．合理用氧 未行机械通气前，对Ⅱ型呼吸衰竭病人应给予低浓度（25%～29%）、低流量（1～2L/min）鼻导管持续吸氧，以免缺氧纠正过快引起呼吸中枢抑制。如配合使用呼吸机和呼吸中枢兴奋剂可稍提高给氧浓度。若呼吸过缓或意识障碍严重，须警惕二氧化碳潴留加重。

3．观察病情，防治并发症

神志：神志与精神的改变，对发现肺性脑病先兆极为重要。如精神恍惚、白天嗜睡、夜间失眠、多语或躁动为肺性脑病表现。

二、慢性呼吸衰竭

（一）辅助检查

动脉血气分析 判定呼衰的性质、程度和血液酸碱度，可以指导氧疗及机械通气各种参数的调节。PaO_2＜60mmHg，伴或不伴$PaCO_2$＞50mmHg，为呼吸衰竭的诊断标准。pH＜7.35 为失代偿性酸中毒，pH＞7.45 为失代偿性碱中毒。

（二）治疗原则

慢性呼衰治疗的基本原则是：保持呼吸道通畅；正确应用氧疗，纠正缺氧；增加通气量，改善CO_2潴留；及时纠正酸碱失衡和电解质紊乱；积极处理原发病或诱因，维持心、脑、肾等重要脏器的功能，预防和治疗并发症。治疗要点与急性呼吸衰竭基本一致。

1．氧疗 COPD是导致慢性呼吸衰竭的常见呼吸系统疾病，病人常伴有CO_2潴留，氧疗时需注意保持低浓度吸氧，防止血氧含量过高。

2．机械通气 根据病情选用无创机械通气或有创机械通气。

3．抗感染 慢性呼吸衰竭急性加重的常见诱因是感染，一些非感染因素诱发的呼吸衰竭也容易继发感染，因此需要积极抗感染治疗。

（三）护理措施

1．体位、休息与活动 指导病人卧床休息，一般取半卧位或坐位。并尽量减少自理活动。

2．合理用氧 对Ⅱ型呼吸衰竭病人应给予低浓度（25%～29%）、低流量（1～2L/min）鼻导管持续吸氧，以免缺氧纠正过快引起呼吸中枢抑制。

3．呼吸训练 Ⅱ型呼衰病人进行呼吸运动锻炼如缩唇呼吸、腹式呼吸，增加有效通气量，改善通气功能。

第十一节 急性呼吸窘迫综合征病人的护理

一、临床表现

除原发病的临床表现外，主要表现为严重低氧血症和急性进行性呼吸窘迫。ARDS 多于原发病起病后 5d 内发生，约半数发生于24h 内。

二、辅助检查

动脉血气分析 动脉血氧分压（PaO_2）≤60mmHg；氧合指数〔PaO_2/FiO_2（吸入氧的分数值）〕＜200mmHg（正常值 400～500mmHg）。氧合指数降低是ARDS诊断的必备条件。

三、治疗原则

改善肺氧合功能，纠正缺氧，生命支持，保护器官功能，防治并发症和治疗基础病。

1．纠正缺氧 迅速纠正缺氧是抢救最重要的措施。采取有效措施，尽快提高PaO_2。一般需高浓度（＞50%）给氧，使$PaO_2 \geqslant 60$mmHg或$SaO_2 \geqslant 90\%$。轻症者可使用面罩给氧，但多数病人需使用机械通气。

2．机械通气 需要尽早应用。目的是维持适当的气体交换，减少呼吸做功，使呼吸窘迫改善，从而避免严重并发症。ARDS 的机械通气治疗采用肺保护性通气策略，主要措施如下：呼气末正压（PEEP）、小潮气量。

3．维持适当的体液平衡 在血压稳定的前提下，出入液体量宜轻度负平衡（－500ml 左右），可使用强效利尿剂促进水肿消退。ARDS 的早期除非有低蛋白血症，否则不宜输胶体液。对于创伤出血多者，最好输新鲜血；用库存 1 周以上的血时，应加用微过滤器，以免发生微栓塞而加重 ARDS。

智者阅读群书，亦阅历人生。

——林语堂

第五章　传染病病人的护理

第一节　传染病概述

传染病流行过程的三个基本条件是传染源、传播途径、人群易感性，流行过程本身又受社会因素和自然因素的影响。

第二节　麻疹病人的护理

麻疹是由麻疹病毒引起的急性呼吸道传染病，以发热、咳嗽、流涕、结膜炎、口腔麻疹黏膜斑及全身皮肤斑丘疹为特征。

一、病因、发病机制及流行病学★

麻疹病人是唯一的传染源。出疹前 2d 至出疹后 5d 均有传染性，如合并肺炎，传染性可延长至出疹后 10d。主要通过呼吸道飞沫传播，密切接触者可经污染病毒的手传播。自麻疹疫苗普遍接种以来，发病年龄明显后移，青少年及成人发病率相对上升。全年均可发病，以冬、春季为主，病后可获持久免疫。

二、临床表现

1. 潜伏期 一般 6～18d，平均 10d，潜伏期末可有低热、全身不适。

2. 前驱期（出疹前期） 从发热至出疹，一般 3～4d，以发热、上呼吸道感染和麻疹黏膜斑为主要特征。患儿体温可高达 39～40℃，伴有流涕、咳嗽、流泪等卡他症状，结膜充血、畏光流泪及眼睑水肿是本病特点。90%以上的患儿于发疹前 24～48h 出现麻疹黏膜斑（黏膜柯氏斑），在第一臼齿相对应的颊黏膜处，1mm 左右，灰白色，周围有红晕，出疹后 1～2d 消失，具有早期诊断价值。

3. 出疹期 多在发热后 3～4d 出现皮疹，初见于耳后发际、颈部，渐至面部、躯干、四肢及手心足底，为淡红色充血性斑丘疹，大小不等，压之退色，可融合呈暗红色，疹间皮肤正常，3～5d 出齐。出疹时全身中毒症状加重，易并发肺炎、喉炎等。

4. 恢复期 出疹 3～4d 后，皮疹按出疹的先后顺序消退，可有麦麸样脱屑及浅褐色色素沉着，7～10d 消退。体温随之下降，其他症状也随之好转。

5. 常见并发症 支气管肺炎、喉炎、心肌炎、麻疹脑炎等，并能使结核病恶化。

三、预防感染的传播★

1. 隔离患儿 采取呼吸道隔离至出疹后 5d，有并发者延至出疹后 10d。接触的易感儿隔离观察 21d。

2．切断传播途径 病室通风换气，空气消毒，患儿衣被及玩具等在阳光下暴晒2h，减少不必要的探视。医务人员接触患儿后，须在日光下或流动空气中停留30min以上，才能再接触其他患儿或健康易感者。

3．保护易感人群 对8个月以上未患过麻疹的小儿应接种麻疹疫苗。7岁时进行复种。易感儿接触麻疹后5日内注射免疫球蛋白，可免于发病。

第三节 水痘病人的护理

水痘是由水痘－带状疱疹病毒引起的急性传染病。临床特征为皮肤和黏膜相继出现并同时存在斑疹、丘疹、疱疹和结痂，全身症状轻微。病后可获持久免疫。

一、病因、发病机制及流行病学★★

水痘病人是唯一的传染源。病毒存在于患儿上呼吸道鼻咽分泌物及疱疹液中，经飞沫或直接接触传播，出疹前1～2日至疱疹结痂为止均有传染性。皮肤病变仅限于表皮棘细胞层，愈后不留瘢痕。

二、治疗原则

1．抗病毒治疗 阿昔洛韦是目前首选药物，在水痘发病后24h内应用才有效。

2．对症治疗 皮肤瘙痒可局部应用炉甘石洗剂或口服抗组织胺药，高热时给予退热剂，有并发症时进行相应对症治疗。

三、预防感染传播★

保持室内空气新鲜，定时空气消毒。无并发症的患儿多在家隔离治疗，隔离至疱疹全部结痂或出疹后7日止。易感儿接触后应隔离观察3周。

第四节　流行性腮腺炎病人的护理

流行性腮腺炎是由腮腺炎病毒引起的急性呼吸道传染病，以腮腺肿大、疼痛为特征，多伴发热和咀嚼受限，可累及其他腺体和器官。

一、病因、发病机制及流行病学

人是腮腺炎病毒的唯一宿主，存在于病人唾液、血液、尿及脑脊液中。全年均可发病，以冬春季为主。在儿童机构容易造成流行。感染后可获持久免疫。病人和隐性感染者为本病传染源。自腮腺肿大前1d至消肿后3d均具传染性。病毒主要通过飞沫、直接接触传播，亦可经唾液污染的食具、玩具等途径传播。好发于5～15岁的儿童及青少年，无免疫力的成人亦可发病。

二、临床表现

1．典型病例　典型病例以腮腺炎为主要表现。

2．其他症状　腮腺炎病毒常侵入神经系统、其他腺体或器官而产生下列症状：

（1）脑膜脑炎。

（2）睾丸炎：是男孩最常见的并发症。

（3）急性胰腺炎：较少见。

三、健康教育★

无并发症的患儿一般在家中隔离治疗，采取呼吸道隔离，隔离至腮腺肿大完全消退后3d为止。易感儿接种麻疹、风疹、腮腺炎三联疫苗，能起到良好的保护作用。有接触史的易感儿应观察3周。

第五节　病毒性肝炎病人的护理

一、病因与流行病学

由于各种嗜肝病毒感染所致。

主要经粪－口途径传播的有甲型肝炎和戊型肝炎。、

主要经血液途径传播的有乙型肝炎、丙型肝炎及丁型肝炎。

母婴传播也是乙型肝炎重要传播途径，而丙型肝炎病人血液中的丙型肝炎病毒含量却很低，故母婴传播在丙型肝炎传播中意义较少。丁型肝炎病毒为缺陷病毒，它的复制需HBsAg的存在，故它与乙型肝炎的发病不论是同时或先后发生，病情均较重。

二、临床表现

（一）急性肝炎★

急性肝炎分为两型：急性黄疸型肝炎和急性无黄疸型肝炎。

1. 急性黄疸型肝炎　典型的临床表现分三期。

（1）黄疸前期：平均5～7d。表现为食欲减退、厌油、恶心、呕吐、腹胀、腹痛和腹泻等消化系统症状，

同时还可有畏寒、发热、疲乏及全身不适等。

（2）黄疸期：可持续 2～6 周。尿色加深如浓茶样，巩膜和皮肤黄染，而黄疸前期的症状好转。

体征：常见肝大，质地软，有轻度压痛及叩击痛。部分病人有轻度脾大。

（3）恢复期：本期平均持续 4 周。上述症状消失，黄疸逐渐消退，肝脾回缩，肝功能逐渐恢复正常。

2．急性无黄疸型肝炎　较黄疸型肝炎多见。主要表现为消化道症状。

（二）慢性肝炎

病程超过半年者。常见乙、丙、丁型肝炎。通常无发热，症状类似急性肝炎。体征：面色灰暗、蜘蛛痣、肝掌、肝脾大。

（三）重型肝炎

是一种最为严重的临床类型，各型肝炎均可引起，病死率可高达 50%～80%。

（四）淤胆型肝炎

以肝内胆汁淤积为主要表现，又称毛细胆管炎型肝炎。自觉症状较轻，而黄疸较深，伴全身皮肤瘙痒，粪便颜色变浅或灰白色。

（五）肝炎后肝硬化

在肝炎基础上发展为肝硬化，表现为肝功能异常及门静脉高压征。

三、辅助检查

（一）血清检查

丙氨酸氨基转移酶（ALT）　在肝功能检测中最为

常用，是判定肝细胞损害的重要指标。急性黄疸型肝炎常明显升高；慢性肝炎可持续或反复升高；重型肝炎时因大量肝细胞坏死，ALT 随黄疸迅速加深而下降，称为胆－酶分离。

（二）肝炎病毒病原学（标记物）检测

1. 甲型肝炎

（1）血清抗-HAV-IgM：是甲肝病毒（HAV）近期感染的指标，是确诊甲型肝炎最主要的标记物。

（2）血清抗-HAV-IgG：见于甲型肝炎疫苗接种后或既往感染 HAV 的病人，为保护性抗体。

2. 乙型肝炎

（1）表面抗原（HBsAg）与表面抗体（抗-HBs）：HBsAg 阳性见于乙肝病毒（HBV）感染者。HBV 感染后 3 周血中首先出现 HBsAg。抗-HBs 阳性主要见于预防接种乙型肝炎疫苗后或过去感染 HBV 并产生免疫力的恢复者。

（2）e 抗原（HBeAg）：HBeAg 一般只出现在 HBsAg 阳性的血清中。HBeAg 阳性提示 HBV 复制活跃，传染性较强。

（3）核心抗原（HBcAg）：HBcAg 主要存在于受感染的肝细胞核内，如检测到 HBcAg，表明 HBV 有复制，因检测难度较大，故较少用于临床常规检测。

（4）乙型肝炎病毒脱氧核糖核酸（HBV DNA）和 DNAP：均位于 HBV 的核心部分，是反映 HBV 感染最直接、最特异和最灵敏的指标。两者阳性提示 HBV 的存在、复制，传染性强。HBV DNA 定量检测有助于抗病毒治疗病例选择及判断疗效。

3．丙型肝炎

（1）丙型肝炎病毒核糖核酸（HCV RNA）：在病程早期即可出现，而于治愈后很快消失，因此可作为抗病毒治疗病例选择及判断疗效的重要指标。

（2）丙型肝炎病毒抗体（抗-HCV）：是丙肝病毒（HCV）感染的标记。抗-HCV-IgM 见于丙型肝炎急性期，病愈后可消失。

4．丁型肝炎 血清或肝组织中的 HDAg 和（或）HDV RNA 阳性有确诊意义。

5．戊型肝炎 常检测抗-HEV-IgM 及抗-HEV-IgG。近期感染指标，需结合临床进行判断。

第六节 艾滋病病人的护理

艾滋病又称获得性免疫缺陷综合征（AIDS）是由人免疫缺陷病毒（HIV）所引起的传染病。主要通过性接触和血液传播。

一、病因与流行病学

病人和 HIV 无症状病毒携带者是本病的传染源，病毒主要存在于血液、精液、子宫和阴道分泌物中，其他体液如唾液、眼泪和乳汁也有传染性。

传播途径包括：①性接触传染，是艾滋病的主要传播途径。②共用针头注射及血源途径。③母婴传播。④

其他途径：如应用 HIV 感染者的器官移植或人工授精，被污染的针头刺伤或破损皮肤意外受感染。

高危人群为男性同性恋者、多个性伴侣者、静脉药物依赖者和血制品使用者。

二、临床表现

（一）艾滋病可以分为四期

1．急性感染期（Ⅰ期） 此期症状常较轻微，易被忽略。感染 HIV 后，部分病人出现轻微发热、全身不适、头痛、畏食、肌肉关节疼痛以及淋巴结肿大等。

2．无症状感染期（Ⅱ期） 无任何症状。可检出 HIV 以及 HIV 核心蛋白和包膜蛋白的抗体。此期持续2～10 年或更长。

3．持续性全身淋巴结肿大期（Ⅲ期） 表现为除腹股沟淋巴结以外，全身其他部位两处或两处以上淋巴结肿大，质地柔韧，无压痛，能自由活动。肿大一般持续3 个月以上，无自觉症状。活检可见淋巴结反应性增生。

4．艾滋病期（Ⅳ期） 是艾滋病病毒感染的最终阶段。此期临床表现复杂，易发生机会性感染及恶性肿瘤，可累及全身各个系统及器官，常有多种感染和肿瘤并存，常有表现：①发热、乏力不适、盗汗、体重下降、厌食、慢性腹泻、肝脾大等。②神经系统症状如头痛、癫痫、下肢瘫痪、进行性痴呆。③感染：原虫、真菌、结核杆菌和病毒感染。④肿瘤：常见卡波西肉瘤和非霍奇金淋巴瘤。⑤继发其他疾病，如慢性淋巴性间质性肺炎等。

（二）各系统的临床表现

1．呼吸系统 肺孢子菌肺炎最为常见，是本病机会性感染死亡的主要原因。念珠菌、疱疹和巨细胞病毒、结核杆菌、卡波西肉瘤均可侵犯肺部。

2．消化系统 念珠菌、疱疹和巨细胞病毒引起口腔和食管炎症或溃疡最为常见，表现为吞咽疼痛和胸骨后烧灼感。胃肠黏膜常受到疱疹病毒、隐孢子虫、鸟分枝杆菌和卡波西肉瘤的侵犯，引起腹泻、体重减轻。

3．中枢神经系统 ①HIV 直接感染中枢神经系统：引起艾滋病痴呆综合征、无菌性脑炎。临床可表现为头晕、头痛、癫痫、进行性痴呆、脑神经炎等。②机会性肿瘤：如原发性脑淋巴瘤和转移性淋巴瘤。③机会性感染：如脑弓形虫病、隐球菌脑膜炎、巨细胞病毒脑炎等。

4．皮肤黏膜 卡波西肉瘤可引起紫红色或深蓝色浸润或结节。白色念珠菌或疱疹病毒所致口腔感染等。外阴疱疹病毒感染、尖锐湿疣均较常见。

5．眼部 巨细胞病毒、弓形虫引起视网膜炎，眼部卡波西肉瘤等。

三、护理措施

1．隔离 艾滋病期病人应在执行血液 / 体液隔离的同时实施保护性隔离。

2．心理护理 HIV/AIDS 病人同常人一样，都需要自尊和被人尊重，需要爱和温暖，需要实现自我。因此，护理人员应该根据病人的实际情况，想方设法地创造条件，尽量满足病人的需要。工作当中要注意一些细节问题，因为 HIV/AIDS 病人往往敏感、多疑，可能一点不经意的疏忽，就带给他们很大的伤害。所以，护理人员要取得病人的信任，平时要注意沟通技巧，操作当中要稳重、敏捷，并且帮助病人正确认识疾病，积极配合诊断治疗，激发病人潜在的生存意识，以提高机体的抗病能力。引导病人树立良好的生活愿望，正视现实，战胜自我，对疾病的治疗充满希望。

3．严密观察病情　观察病人的一般情况，有无疲乏、消瘦、盗汗等。每日测体温、脉搏、呼吸及血压 2～4 次，每周测体重 1～2 次，如有病情变化，酌情测量。观察病人精神状态的变化。如近期记忆缺失，活动能力受损，认知能力减退，行为改变，定向力障碍，精神恍惚，判断障碍等。观察病人神经系统的变化。如癫痫发作，头痛，呕吐，步态不稳。观察病人有无咳嗽，咳痰，胸痛及呼吸困难等呼吸道症状，注意痰液的性状，认真按规定和要求留取痰标本。了解病人有无腹泻，排便的次数、量和性状，并做好粪便标本的留取。观察病人的皮肤，口腔和生殖道黏膜的病损情况。如口腔黏膜白斑，溃疡，皮肤的斑丘疹，疱疹，瘀点，瘀斑，结节病变的存在与演变。

4．用药期间的观察　监测全血细胞计数，以防止出现中性粒细胞减少症。观察有否末梢神经炎的症状。如疼痛，麻刺感或手脚无力。观察有否胰腺炎的症状。如腹痛，恶心，呕吐和血清淀粉酶水平、肝功能水平增高。

5．预防感染　医护人员在接触病人前、后，要认真洗手。在换药和作管道护理时，要严格执行无菌操作原则，做好接触性隔离，认真做好口腔，眼，鼻腔，肛周及外阴部的护理。监测体温，及时发现感染征兆。

6．生活护理 鼓励病人独立完成自理。但当病人不能独立完成自理时，应及时给予辅助。做好卧床病人的洗漱、进食、大小便、个人卫生等生活护理。在病人活动耐力范围内，鼓励病人从事部分生活自理活动和运动，以增强病人的自我价值感。

第七节 流行性乙型脑炎病人的护理

一、病因、发病机制及流行病学

乙脑是人畜共患的自然疫源性疾病。人和动物感染乙脑病毒后，可发生病毒血症，成为传染源。其中猪是乙脑主要传染源及中间宿主。蚊虫是乙脑主要传播媒介。

二、临床表现

（一）分期

1．潜伏期 4～21d，一般为10～14d。

2．前驱期 一般1～3d，起病多急骤，体温在1～2d内高达39～40℃，伴头痛、恶心和呕吐。

3．极期 持续7d左右。主要表现为脑实质受损症状。

（1）高热：体温高达40℃以上，持续7～10d。

（2）意识障碍：程度不等，包括嗜睡、谵妄、昏迷或定向力障碍等，持续1周左右。

（3）惊厥：可有局部小抽搐、肢体阵挛性抽搐、全身抽搐或强直性痉挛，持续数分钟至数十分钟不等，均伴有意识障碍。

（4）呼吸衰竭：多发生在重症病例，主要由于脑实质炎症、脑水肿、颅内压增高、脑疝和低血钠脑病所致。

高热、惊厥及呼吸衰竭是乙脑极期的严重症状，三者相互影响，呼吸衰竭常为致死的主要原因。

（5）颅内高压：颅内压增高表现为剧烈头痛、喷射性呕吐、血压升高和脉搏变慢；脑膜刺激征阳性；婴幼儿常有前囟隆起。严重病人可发展为脑疝。

4．恢复期 此期体温逐渐下降，神经、精神症状好转，一般2周左右。

5．后遗症期 指恢复期神经系统残存症状超过6个月尚未恢复者。主要表现为意识障碍、痴呆、失语、肢体瘫痪、扭转痉挛以及精神障碍等。

（二）分型

1．轻型 体温在38～39℃，神志清楚或有轻度嗜睡，头痛、呕吐不明显，无惊厥、呼吸困难。病程5～7d，多无后遗症。

2．中型 体温39～40℃，头痛、呕吐，嗜睡或浅昏迷，惊厥，脑膜刺激征阳性。病程7～10d，恢复期有轻度神经或精神症状。

3．重型 体温40～41℃左右，昏迷、反复惊厥，颅内压增高，脑膜刺激征明显。病程10～14d，多留有后遗症。

4．极重型 体温41℃以上，深昏迷，常出现呼吸衰竭和脑疝。病死率高，存活者有明显后遗症。

三、辅助检查

血常规、脑脊液、血清学及脑CT检查等。特异性

IgM 抗体在病后 3～4d 即可出现，2 周达到高峰，有早期诊断价值。

四、护理措施

（一）降低体温

密切观察和记录体温，及时采取有效降温措施，高热患儿头部放置冰帽、冰枕，腋下、腹股沟等大血管处放置冰袋或乙醇擦浴、冷盐水灌肠。遵医嘱给予药物降温或采用亚冬眠疗法。降温过程中注意观察生命体征。

（二）保持呼吸道通畅

鼓励并协助患儿翻身、拍背；痰液黏稠者给予超声雾化吸入，必要时吸痰；给氧，减轻脑损伤。

（三）控制惊厥

及时发现烦躁不安、口角或指（趾）抽动、两眼凝视、肌张力增高等惊厥先兆。一旦出现，让患儿取仰卧位，头偏向一侧，松解衣服和领口，清除口鼻分泌物；用牙垫或开口器置于患儿上下臼齿之间。遵医嘱使用止惊药物。

（四）注意病情变化

密切观察患儿病情，记录生命体征、意识、瞳孔等的变化。备好急救药品及抢救器械，以便随时投入抢救。

第八节　猩红热病人的护理

猩红热是由A组乙型溶血性链球菌引起的急性传染病，临床以发热、咽峡炎、草莓舌、全身弥漫性鲜红色皮疹和退疹后片状脱皮为特征。

一、治疗原则

青霉素为首选药物。对青霉素过敏或耐药者可用红霉素或第一代头孢菌素治疗。

二、护理措施

（一）发热的护理

急性期绝对卧床，给予适当物理降温及药物降温，忌用冷水或乙醇擦浴。多饮水，以利散热及排泄毒素。给予营养丰富、富含维生素且易消化的流质、半流质饮食。

（二）遵医嘱及早使用青霉素治疗

（三）保持皮肤、黏膜完整

保持口腔清洁，可用盐水漱口。避免干硬、辛辣的食物。勤换内衣，温水洗浴。脱皮时可涂凡士林或液体石蜡，有大片脱皮时嘱患儿不要用手强行撕脱，须用消毒剪刀剪掉，以防感染。

（四）病情观察

密切观察尿量、尿色变化，警惕急性肾炎的发生，观察患儿有无关节肿痛等风湿热的迹象，发现异常及时通知医生给予相应治疗。

（五）预防感染的传播

1．隔离患儿 隔离至症状消失后 1 周，连续咽拭子培养 3 次阴性。有化脓性并发症者应隔离至治愈为止。

2．切断传播途径 室内通风换气或用紫外线照射进行消毒，被患儿分泌物污染的食具、玩具、衣被等采用消毒液浸泡、擦拭、蒸煮或日光暴晒等措施。

3．保护易感人群　密切接触者需观察 7d。

第九节　中毒型细菌性痢疾病人的护理

一、病因、发病机制和流行病学★

细菌性痢疾的病原菌为痢疾杆菌，志贺菌属，病人和带菌者是主要传染源，主要通过消化道传播。多见于平素体格健壮、营养状况好的小儿。发病季节以夏秋多见。

二、临床表现★

1．休克型　主要表现为感染性休克。

2．脑型　以颅压增高、脑水肿、脑疝和呼吸衰竭为主。患儿剧烈头痛、呕吐、血压增高、反复惊厥及昏迷，严重者呼吸节律不齐、双瞳孔不等大、对光反射迟钝或消失。此型病死率高。

3．肺型　主要表现为呼吸窘迫综合征。

4．混合型　同时或先后出现以上两型或三型的表现，极为凶险，死亡率更高。

三、辅助检查

便培养　分离出痢疾杆菌是确诊的最直接的证据。

四、预防疾病的传播

对患儿采取肠道隔离至临床症状消失后 1 周或连续 3 次便培养阴性为止。

第十节　结核病病人的护理

一、肺结核病人的护理

肺结核是结核分枝杆菌引起的肺部慢性传染性疾病。结核分枝杆菌可侵及全身多个脏器，但以肺部最为常见。排菌肺结核病人为重要传染源。

（一）临床表现★

症状起病缓慢，午后低热、盗汗、乏力、食欲不振、体重下降等。呼吸系统症状为咳嗽，多以干咳为主，咯血，胸痛及呼吸困难。而急性粟粒型肺结核、干酪性肺炎、结核性胸膜炎可有高热、头痛、腹痛、腹胀等症状。胸痛可为结核性胸膜炎首发或主要症状。

（二）辅助检查★★★★★

1．痰结核菌检查　是确诊肺结核最特异的方法。痰菌阳性说明病灶是开放的，具有传染性。

2．影像学检查　胸部 X 线检查是早期诊断肺结核的主要方法。

3．结核菌素试验　测定人体是否受过结核菌感染。目前多采用 PPD。通常取 0.1ml，即 5 结素单位（TU）于左前臂屈侧中、上 1/3 交界处作皮内注射，注射后 48～72h 测量皮肤硬结的直径，小于 5mm 为阴性，5～9mm 为弱阳性，10～19mm 为阳性，20mm

或不足20mm出现水疱、坏死为强阳性。结核菌素试验阳性仅表示曾有结核感染，并不一定患病。若呈强阳性，常提示活动性结核病。结核菌素试验对婴幼儿的诊断价值大于成人，因年龄越小，自然感染率越低。3 岁以下强阳性反应者，应视为有新近感染的活动性结核病，须予治疗。

结核菌素试验阴性反应除提示没有结核菌感染外，还见于人体免疫力、变态反应暂时受抑制情况，如麻疹、百日咳、严重结核病、各种危重病人、营养不良、应用糖皮质激素或免疫抑制剂者和老年人。

（三）治疗原则

抗结核化学药物治疗（简称化疗）　化疗对结核病的控制起着决定性作用。化疗原则是早期、联合、适量、规律和全程治疗。

（1）常用药物：杀菌剂有异烟肼、利福平、链霉素和吡嗪酰胺；抑菌剂有对氨基水杨酸钠、乙胺丁醇、氨硫脲、卡那霉素等。

（2）方法：常规疗法：使用异烟肼、链霉素和对氨基水杨酸钠 12～18 个月。但由于此疗程长，病人不易坚持全程而影响疗效；短程疗法：联合用异烟肼、利福平等 2 个以上杀菌剂 6～9 个月。强化阶段在开始的 1～3 个月内，每天用药。其后是巩固阶段，每周 2 次用药至疗程结束。

（四）护理措施

1. 做好隔离，预防传染

（1）有条件者，病人应单居一室，进行呼吸道隔离，室内保持通风，每日用紫外线消毒。

（2）嘱病人在咳嗽或打喷嚏时，用双层纸巾遮住口鼻，防飞沫传染。不要随地吐痰，将痰吐在纸上用火焚烧。

（3）病人餐具需煮沸消毒或用消毒液浸泡消毒，同桌共餐时使用公筷，以预防传染。

（4）接种卡介苗可以使人体产生针对结核菌的特异性免疫力，减少肺结核的发生。对于结核菌素试验阳性且与病人密切接触的成员、结核菌素试验新近转为阳性的儿童可服用异烟肼进行药物预防。

2. 注意休息 肺结核活动期的病人应注意休息，避免疲劳，戒酒及维持良好营养，有高热等明显中毒症状及咯血者应卧床休息；轻症及恢复期病人，不必限制活动。

3. 化疗护理 化疗是结核病的关键治疗，注意观察病人服药情况，及时发现药物的副作用，如利福平可出现黄疸、转氨酶一过性升高及变态反应；链霉素可出现耳聋和肾功能损害；对氨基水杨酸钠可有胃肠道刺激、变态反应；异烟肼可有周围神经炎、中毒性反应；乙胺丁醇可以出现球后视神经炎，一旦出现副作用及时就诊。

4. 饮食护理 肺结核是一种慢性消耗性疾病，饮食宜高热量、富含维生素、高蛋白质，多食牛奶、豆浆、鸡蛋、鱼、肉、水果及蔬菜等。以增强抵抗力，促进病灶愈合。

5. 高热护理 做好高热病人护理，对于出汗多的病人，及时用温毛巾擦干身体和更换衣被，以防感冒。

6. 咯血护理

（1）病人咯血时护士应给予细致观察与护理，使之有安全感，并作必要的解释，取得病人配合治疗。

（2）安排病人安静休息，避免不必要的交谈，一般静卧休息能使小量咯血自行停止。大咯血病人应绝对卧床休息，减少翻动，协助病人取患侧卧位，有利于健侧通气，对肺结核病人还可防止病灶扩散。

（3）及时应用药物，注意避免药物禁忌和不良反应。

（4）大咯血者暂禁食，小量咯血者宜进少量凉或温的流质饮食，避免饮用浓茶、咖啡、酒等刺激性饮料。多饮水及多食富含纤维素食物，以保持大便通畅。

（5）做好窒息的预防及抢救配合：①密切观察病情变化，注意有无窒息先兆。应向病人说明咯血时不要屏气，应尽量将血轻轻咯出，否则易诱发喉头痉挛，出血引流不畅形成血块，造成呼吸道阻塞、窒息。②准备好抢救用品如吸痰器、鼻导管、气管插管和气管切开包等。一旦出现窒息，立即置病人于头低足高位，轻拍背部以利血块排出；或迅速用机械吸引，以清除呼吸道内积血，必要时立即行气管插管或气管镜直视下吸取血块。③气道通畅后，若病人自主呼吸未恢复，应行人工呼吸。给予高流量吸氧，按医嘱应用呼吸中枢兴奋剂。

二、结核性脑膜炎病人的护理

结核性脑膜炎是结核菌侵犯脑膜所引起的炎症，是小儿结核病中最严重的类型。多见于 3 岁以内的婴幼儿。

（一）发病机制

由于小儿血脑屏障功能不完善，免疫功能低下，入侵的结核杆菌易通过血行播散而引起结核性脑膜炎。

（二）临床表现★★★

典型结脑起病缓慢，临床可分为 3 期。

1. 早期（前驱期） 约 1～2 周。主要症状为性情改变，精神呆滞，易疲倦或易激惹，可有低热、盗汗、消瘦及不明原因的呕吐。

2. 中期（脑膜刺激期） 约 1～2 周。主要表现为剧烈头痛、喷射性呕吐、嗜睡，体温增高，惊厥。脑膜刺激征（颈项强直、Kernig 征和 Brudzinski 征阳性）是结脑最主要和常见的体征。婴幼儿以前囟饱满为主。此期还可出现面神经瘫痪等脑神经障碍。

3. 晚期（昏迷期） 约 1～3 周。症状逐渐加重，意识蒙眬、半昏迷甚至昏迷。惊厥频繁发作。患儿极度消瘦，最终因颅内压急剧增高导致脑疝死亡。

（三）辅助检查★

脑脊液检查 压力增高，外观透明或呈毛玻璃状；白细胞增高，分类以淋巴细胞为主；蛋白定量增加；糖和氯化物均降低是结核性脑膜炎的典型改变。脑脊液中找到结核杆菌可确诊。

（四）治疗原则

主要抓住两个重点环节，一是抗结核治疗，二是降低颅内高压。降低颅内压常用 20%甘露醇。

第十一节　流行性脑脊髓膜炎

流行性脑脊髓膜炎简称为流脑，是由脑膜炎奈瑟菌引起的急性化脓性脑膜炎。

一、临床表现

潜伏期最短 1d，最长 7d，一般为 2～3d。其主要临床表现为突发高热、剧烈头痛、频繁呕吐、皮肤黏膜瘀点、瘀斑及脑膜刺激征。

二、辅助检查

1. 血象　外周血白细胞总数明显增加，中性粒细胞升高。

2. 脑脊液检查　压力增高，外观呈混浊米汤样甚或脓样；白细胞数明显增高，以多核细胞为主，糖及氯化物明显减少，蛋白含量升高。

3. 细菌学检查　可取皮肤瘀斑处的组织涂片染色或离心沉淀脑脊液沉渣涂片染色，血液或脑脊液细菌培养。

希望是生命的源泉，失去它生命就会枯萎。

——富兰克林

医考应试规律—张博士四步应试法

第一步：找到历年真题

第二步：认真分析真题及答案

第三步：将知识点划到教科书上

第四步：阅读、理解、记住这些知识点

张银合博士医考红宝书系列之“知无涯”历年真题解析丛书

护士执业资格考试历年真题解析

护师资格考试历年真题解析与实战模拟

主管护师资格考试历年真题解析实战模拟

内科主治医师资格考试历年真题解析与实战模拟

妇产科主治医师资格考试历年真题解析与实战模拟

儿科主治医师资格考试历年真题解析与实战模拟

外科主治医师资格考试历年真题解析与实战模拟

中医类专业技术资格考试考前巧练—通用科目

北京张博士医考中心全国分校指定用书
http://www.guojiayikao.com

ISBN 978-7-5023-7599-7

定价100.00元(上，下卷)